薬科解剖生理学ノート

塩田 清二 編著

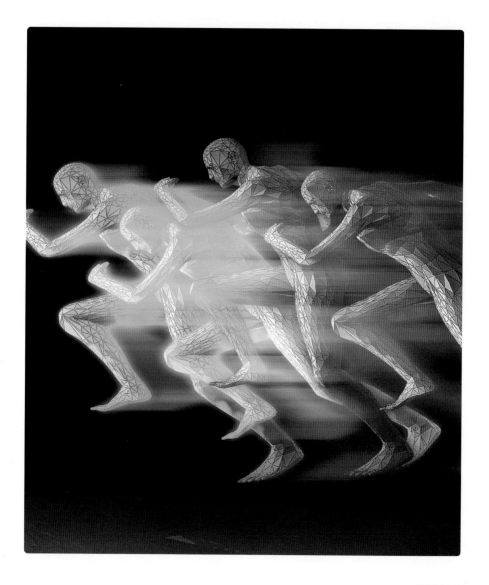

アドスリー

序

Key words 薬学教育モデル・コア・カリキュラム改訂版 / 人体の構造と機能を深く知る /12 器官系のホメオスタシス / 適切な治療に役立つ情報を獲得

1. はじめに

　令和 4 年（2022 年）に文部科学省から薬学教育モデル・コア・カリキュラム改訂版が公表されました。改訂の概要は大きく 5 つに分類されており、その中でとくに注目すべき点として、薬学生が薬剤師国家試験をパスして薬剤師として広く社会で活躍できるために必要な教育内容の検討が行われたことです。とくに「課題の発見と解決」を科学的に探求できる人材育成の視点から、医学・歯学教育のモデル・コア・カリキュラムとの一部共通化を行うということが謳われています。

　そこで問題となるのは、薬学生が人体についての解剖生理学的な知識を十分にもち、チーム医療の一員として、医師、歯科医師、看護師などのメンバーとの共同作業を行う上で人体に関する解剖学的及び生理学的な知識や技能などについて知識と技能を共有することができているかということになります。今までの薬学教育では解剖学や生理学の教育は必ずしも満足いくものではなく、一人前の薬剤師になるためには、人体の構造と機能について深い知識と技能を涵養する必要性があるということがコアカリ改訂の根底にあるように思われます。

2. 人体の構造と機能を深く知る

　解剖生理学を学ぶ目的は、人体の構造と機能及びその調節を十分に理解し、実際の臨床の現場に役立てることにあります。薬が投与され作用するのは人体であり、まず初めに人体の正常な構造と機能及びその調節機構を学び、人体の

正常な営みを理解することが必要です。さらにそれを元にして、人体を構成する各器官の不調によって生じる病態や疾患及びその適切な治療薬を理解することが必要であり、そのためには人体の構造と機能を深く知ることが必要であるとはいうまでもありません。

さらに、分析科学、有機化学、生命科学の内容をもとにして、人体が有機化合物から構成される細胞や組織から構成され、多くの有機化合物が関与する生化学的反応によって生命活動が営まれていることを理解する必要があります。また、CT や MRI などの核医学に基づいた診断画像に現れる構造を読影できる基礎知識をも習得することが薬学生においても必要であると考えられます。

3. 12 器官系のホメオスタシス

このようにして、細胞・組織・器官から構成される 12 の器官系が相互に連携して全体として調和のとれた人体の機能調節及び恒常性の維持がなされていることを有機的に理解して把握することも大切だと思われます。

さらに、解剖生理学を習得した上で、医療薬学、衛生薬学、臨床薬学における学習の基盤を構築する必要があり、これらの知識や技能を駆使していくことが世の中のために役立つ薬剤師になるためには必要であると思われます。

4. 適切な治療に役立つ情報を獲得

人体が 12 の器官系からなり、それら器官系の連携によって生体の恒常性が維持・調節されていることを説明できるだけではなく、器官系やその連携が、摂取した食物の消化・吸収、薬物の代謝、感染症や各種疾患の成立にどのようにつながっていくのかを考察し、適切な治療に役立つ情報を正しく情報発信できる薬剤師の人材育成が必要となります。

5. まとめ

　そのようなことを念頭において、今回薬学生のための解剖生理学のノートを作成することにしました。各章の執筆者は日本全国の医療系大学機関に属するエキスパートであり、上記の目標に沿って薬学生の皆さんが自学自習できるように章立てをしました。

　このノートは薬学部生の低学年のみならず高学年あるいは学部卒業生においても役立つことは間違いないと思われます。臨床の現場の薬剤師の方においても自分のもっている知識の再確認をするために役立つことでしょう。

　また、このノートは薬学部のみならず、他の医療系大学や専門学校生の学生さんにも読んでいただき、実際の医療の現場で役立ててもらいたいと思います。さらに、一般人においても自分自身の体についてよく理解する一助として使っていただければ幸いです。

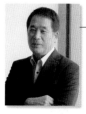

塩田 清二（しおだ せいじ）

湘南医療大学薬学部 教授

1974年 早稲田大学教育学部生物学科卒、1976年 新潟大学理学研究科修士課程修了、1983年 医学博士（昭和大学）、1976年 昭和大学医学部第一解剖学教室助手、1983年 同教室講師、1997年 同教室准教授、1999年〜2015年 昭和大学医学顕微部解剖学教室主任教授、2015年〜2020年 星薬科大学先端生命科学研究所ペプチド創薬部門特任教授、2021年〜現在 湘南医療大学薬学部解剖生理学教授、2001年〜現在 米国チューレン大学医学部兼任教授、VIP/PACAP およびRegulatory Peptides 国際学会理事、日本アロマセラピー学会終身名誉理事長、日本糖尿病・肥満動物学会名誉会員、日本肥満学会評議員

目 次

序章 解剖生理学入門

湘南医療大学薬学部　塩田 清二

Key words　解剖学の歴史 / 医療倫理の問題

1. ヒポクラテスとガレノス

　医学の歴史をさかのぼると、約5000年〜3000年前にギリシア医学（ギリシア・イスラム医学、ユナニ医学など）、インド伝統医学（アーユルヴェーダなど）、中国伝統医学（中医学など）が起こり、これらは世界三大伝統医学といわれています。紀元前1700年頃には、頭蓋縫合術などの手術が行われており、実際に人体解剖がこの時代に行われていたと考えられます（**図1**）。しかし、すべての伝統医学が必ずしも現代科学で証明されるものとは限りません。しかし、経験に基づいて淘汰されてきたことから、伝統医学は現在でも多くの人々に支持されています。人体解剖の歴史については**表1**を参照してください。

　古代の医学にもさまざまな流派がありました。ギリシア医学で最も大きな影響を与えたのは、ヒポクラテス（紀元前460年頃〜377年頃）（**図1**）とガレ

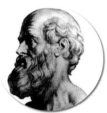
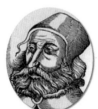
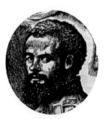
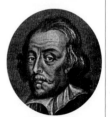

Hippocrates
B.C.460年頃〜377年頃

Galenus
131〜201年

Andreas Vesalius
1514〜1564年

William Harvey
1578〜1657年

図1　古代の医学に貢献した偉人たち

塩田清二先生のプロフィールは序を参照してください。

表 1　人体解剖学における主な歴史

年号	国	事項
紀元前 300 年頃	ギリシア	ディオクレスは最初の解剖学の本を執筆
紀元前 300 年頃	ギリシア	ヘロフィロスは人体を解剖した
紀元 2 世紀頃	ギリシア	ガレノスは人間の器官系を系統づけて解剖学を集大成した
1304 年	イタリア	ボローニャで初の公開解剖が実施。人体解剖学が医学教育に必須であることが認められる
1543 年	スイス	ヴェザリウスが世界初の医学書『ファブリカ』を刊行　解剖学の基礎、人体を目視することの重要性を知らしめる
1590 年	オランダ	ヤンセンにより複合顕微鏡が作られる
1628 年	イギリス	ウイリアム・ハーヴィが「動物における心臓と血液の運動の解剖学」を出版し、ガレノスの説を覆す。
1663 年	イギリス	ロバート・フックがコルクを顕微鏡で観察し細胞を発見する
1685 年	オランダ	ホヴァルト・ビドロー『人体解剖学』刊行
1722 年	ドイツ	ヨハン・アダム・クルムス『解剖学表』刊行
1754 年	イギリス	ウィリアム・スメリー『分娩図解』刊行
1754 年	日本	山脇東洋が日本で初めて人体解剖を実施
1759 年	日本	山脇東洋が日本初の解剖書『蔵志』刊行
1774 年	イギリス	ウィリアム・ハンター『妊婦子宮解剖学』刊行
1774 年	日本	杉田玄白、前野良沢が『解体新書』を翻訳し刊行
1839 年	ドイツ	シュワン、シュライデンが生体組織が細胞から成り立つことを提唱（細胞説）
1953 年	米国・イギリス	ワトソン・クリックが DNA の二重らせん構造を決定

ノス（紀元 130 年頃〜200 年頃）（**図 1**）およびそれらの学説を信奉する人たちでした。ヒポクラテスは、医学を「自然科学」として捉え、超自然的な病因や魔術による療法を排除しました。彼の考え方には思弁的な面も多くみられ、現代の科学的な考え方から見れば間違っている点も多いのです。しかし、「ヒポクラテスの誓い」は医道のあるべき姿を述べた不朽の名言であり、一部、現代に適さないものもありますが、多くは現在でも医療倫理の根幹をなしているといってよいでしょう。この誓いでは、患者の生命と健康維持のための医療を目的とし、患者のプライバシー保護、医学教育の重要性、医師の専門職と

しての尊厳など多岐にわたっています。「誓い」は弟子たちによって確実に継承され、日本でも江戸時代の蘭方医によって伝えられています。また医の倫理については緒方洪庵の「扶氏醫戒之略」、貝原益軒の「醫箴」や杉田玄白の「形影夜話」などには現代でも十分に通用する重みのある言葉で、医師としてのあるべき姿が明確に述べられています。

　ギリシア医学最盛期の2世紀にガレノスが現れます（図1）。彼はギリシア、ペルガモンの出身で、学業を終えてから色々な都市を経てローマへ行き、そこで医師のみならず教師、研究者として高い名声をえました。彼はヒポクラテスの学説を継承し、総合的な理論体系を組み立てようと試みました。彼の理論は体液病理説（体液の均衡）を重んじる医学であり、基本的には体液論に基づくものでした。それは、中世の西洋医学の基礎となったばかりでなく、ルネサンスを経て19世紀に至るまで医学思想のあらゆる分野に影響を及ぼしたと言っても過言ではありません。ガレノスは、解剖学の造詣は深かったのですが、その知識は人体についてではなく、豚や猿、犬など動物に関するものでした。ヒトの解剖学に関する彼の主張はかなりの間違いが見られました。また、彼は実験や解剖から結論を引き出すだけに留まらず、純粋に論理だけで考える、思弁的な生理学体系を築きました。ガレノス流の医学によれば、心臓は先天性の温熱をもっていて、この温熱は4体液を動かし、その活動を維持すると考えられます。その際に消費する温熱は飲食で賄えるが、決して完全ではないと考えられます。ヒトが死ぬ時にはこの熱がなくなり、死人は冷たくなります。ヘロフィロス（BC300年頃）のように、思考の中枢は脳であると唱える人もいましたが、一般には、熱を産生する太陽が宇宙の中心にあるように、心臓が身体という小宇宙の中心器官であると考えられていました。とくにキリスト教においては、人間の魂は心臓にあると考えられていました。

2. 中世の医学

　ガレノスの時代以降から、外科学と医学は次第に分かれて発展するようになりました。「教会は血を忌む」と表明して、ツールの教会会議は1163年、たいていが聖職者だった医師の手から外科学を奪いました。それ以降実際に患者を治療するのは、床屋外科医、結石摘出師、施術師、行商医、薬草老婆、吸玉師、骨つぎ、検尿者、ヘルニア整復師、魔女、悪魔払いなど、大学教育（高等教育？）を受けていない人物が行うようになりました。焼きごてを用いる焼き付けは最も重要な療法に含まれていました。これで化膿させ、膿が身体から毒を抜き取ると信じられていました。同様に瀉血（しゃけつ）も好まれ、これで有毒な血や余った血を抜き取ることも多用されました。

　中世の西洋医学は文献学で、その中心は研究室や病院ではなく、図書館でした。大学の博士たちの主な仕事は古典の解釈であり、体系的な観察や実験は行いませんでした。もちろん、戦争、処刑や事故の際には身体の内部に目を向ける機会もありましたが、「見る」ことは「観察する」ことや「理解する」ことではありませんでした。学者にとって「重要」だったのは、古典によって「知られている」事柄でした。もちろん彼らも、まだ多くを知り得ていないことは承知していましたが、それでも神はこの世の全てを賢明に意味づけて創造されたと考えていました。万物はこの秩序の中でそれぞれの座を占めているのです。そのため全てを詮索して知る必要はありませんでした。「私」という言葉は神のみが用いる、と中世の神秘主義者エックハルトは述べています。真実を語るのは神の特権で、それでも人が「私」と言うとき、実際にはその人ではなく、神が彼を通して話しているのです。バロック時代の舞台でも、世界劇場を統治する「作家」（autor）という肩書きは神のみを指しています。人は神の道具として登場し、神の権威の前にできる限り身を引いています。このことは哲学と神学のみではありませんでした。医師たちも自分のことを好んで「仲介者」、「まとめ役」、「調停者」などという「添え名」で呼びました。教会は死体解剖

を正式に禁止したことは1度もありませんでしたが、13世紀までは解剖学の発展は見られませんでした。それ以降、法医学やその他の理由からボローニャ、フィレンツェ、モンプリエ、アヴィニオンでは解剖は行われていました。にもかかわらず医師たちは自らの目で観察するのではなく、ガレノスが記したことだけを見ていたのです。解剖が行われている間、教授はガレノスを読み上げ、外科医が身体を切り開きました。その後教授が器官を示して「5分葉の肝臓」や、その他ガレノス解剖学の不思議を説明しました。

3. ヴェザリウスそしてハーヴェイ

アンドレアス・ヴェザリウス（Andreas Vesalius, 1514-1564年）（図1）やその後の解剖学の研究者たちにより、ガレノス流の伝統的な人体像は消失し、死体解剖による直接的な人体の観察が行われるようになりました。ヴェザリウスはガレノスの誤りを200ヵ所以上訂正し、新たな人体解剖学の道を切り拓きました。ヴェザリウスの著書「人間の身体の構造」は、詳しい人体の構造についての内容と豪華な図はそれまでにない素晴らしいもので、18世紀まで世界各地に大きな影響を及ぼしました。16世紀以降、ヨーロッパの大学では「解剖学劇場」が広まり、人体解剖は学生や医学者のみならず一般の人たちにも解放され、催し物として有料で一般人が見物するようにもなりました（図2）。

イギリス人の医師であるウィリアム・ハーヴェイ（William Harvey, 1578-1657）（図1）は人体の血液循環説を発見しましたが、ガレノス医学を克服するうえでこれも大きな役割を果たしました。ガレノス流医学では、肝臓で発生した血液は身体各部まで移動しますが、そこで消費されるため、循環することはないと考えられていました。ハーヴェイは、心臓から送り出される血液が肝臓内で常に作られるものではないと考えていました。彼は、血液は循環しており、一方向に流れていることから、動物実験により彼はこの血液循環の考えを証明しました。つまり、大静脈を結紮すれば心臓には血液がなくなり、また大動脈

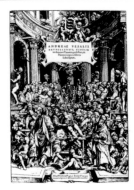 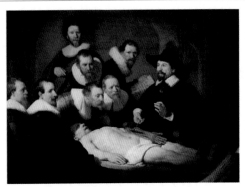

ヴェザリウス（1543 年）　　　　テュルプ博士の解剖学講義（1632年）
「人体構造に関する七つの書」　　　作：レンブラント・ファン・レイン

図2　中世の人体解剖の様子

を結紮すれば血液は心臓に停滞します。これによってガレノス流の病理学説が覆されましたが、自然科学的な実験方法が医学において初めて成功を収めた例であると言って良いでしょう。16 世紀末になってオランダのヤンセン父子によって顕微鏡が発明されました。さらにレーウェンフックは、この装置を使って細菌、赤血球、精子などを発見し、人体や動物などの体内の解剖学的な研究がなされ大きな成果がえられました。

　一方、わが国では、江戸時代中期から後期にかけて人体解剖が行われ、山脇東洋（図3）は日本初の人体解剖学書である「蔵志」を発刊しました（図4）。さらに、杉田玄白および前野良沢は（図3）オランダ語で発行された解剖学書である「ターヘル・アナトミア」を日本語に翻訳し、「解体新書」（図4）として出版し、一般庶民が人体の構造と機能に興味をもつ契機となりました。

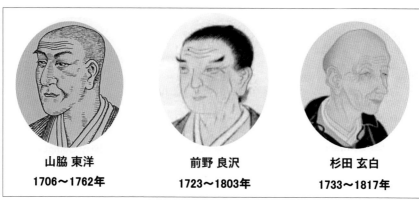

山脇 東洋	前野 良沢	杉田 玄白
1706〜1762年	1723〜1803年	1733〜1817年

図3 江戸時代の解剖学に貢献した偉人

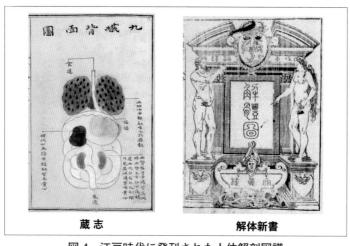

蔵志 　　　　　　　　　解体新書

図4 江戸時代に発刊された人体解剖図譜

4. シュワンとシュライデンからダーウィンに、
　　そして二重ラセン構造へ

　19世紀になって大きな発見が相次いでなされました。1つ目の大きな発見は、シュワン（**図5**）とシュライデンの細胞学説（1838〜39年）であり、これは「細胞があらゆる生物体の基本的な単位であること」というものです。も

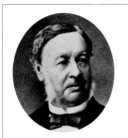 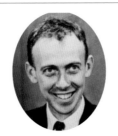 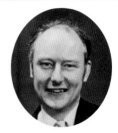

Theodor Schwann
1810-1882年

James Dewey Watson
1928年～

Francis Harry Compton Crick
1916～2004年

図5　近代から現代に至る医学に貢献した偉人たち

う一つの大きな発見はダーウィンによる進化論（1859 年）であり、「地球上の生物が太古の原始的な生命体から出発して長い期間を経て現在に至っている」ことであるというものです。これらの発見により 19 世紀の後半には解剖学と生理学の基本的な枠組みが築かれたといってよいでしょう。

　20 世紀以降に細胞の構造と機能についての研究が大きく発展してきました。とくに遺伝子の実体が二重ラセン構造をもつ DNA であるというワトソン、クリック（図5）の発見（1953 年）は、遺伝子の研究が進むうえで大きな契機となりました。その後の分子生物学の発展により、DNA がタンパク質を通して細胞の機能を制御し、さらに細胞間同士の相互作用によって人体の機能が維持されていることが明らかになりました。これら先人の無数の努力の積み重ねによって人体のもっている秘密が一つ一つ解き明かされ現在に至っているといってよいでしょう。

5.　ヒポクラテスの誓いはなぜ大事なのか

　ところで、ヒポクラテスの誓いを現代的な言葉で表したのが WMA（世界医師会）のジュネーブ宣言（1948 年）です。

　この宣言では、「医師として、生涯かけて、人類への奉仕の為にささげる、

師に対して尊敬と感謝の気持ちを持ち続ける、良心と尊厳をもって医療に従事する、患者の健康を最優先のこととする、患者の秘密を厳守する、同僚の医師を兄弟とみなす、そして力の及ぶ限り、医師という職業の名誉と高潔な伝統を守り続けることを誓う」ということが謳われています。

さらに、ヘルシンキ宣言（1964 年）では、「ヒトを対象とする医学研究の倫理的原則」が謳われています。これはナチスの人体実験の反省より生じたニュルンベルク綱領を受けて、1964 年ヘルシンキで開催された、世界医師会第 18 回総会において、医学研究者が自らを規制するために採択された人体実験に対する倫理規範です。

これでは、「医学の進歩のためには人体実験が必要なこと」を認めたうえで、「被験者（患者）の利益は科学と社会への寄与よりも優先されるべき」ということが謳われています。この宣言では、保護対象が単にヒトだけにとどまらず、ヒト由来の臓器・組織・細胞・遺伝子、さらには診療情報まで含むこと、および宣言の対象者が医学研究にかかわるすべての人々であることとされます。

さらに 1981 年リスボンで開催された世界医師会総会において採択された「患者の権利に関する世界医師会リスボン宣言」では、患者の権利を明文化し、看護師や医師などの医療従事者が患者に対して保障するべきものとされます。またヒトを対象とする生物医学研究においても被験者には通常の治療を受ける患者と同等の権利や配慮が与えるべきものであるとされています。

6. 生命倫理の課題

生命倫理で問題になるのは、人体実験、選択的中絶を含む人工妊娠中絶、生殖技術、臓器移植や人体組織・情報の利用、安楽死、人体改造などであり、生命科学と医療技術の具体的な活用・利用の是非が課題であるといって良いでしょう。 これらは、従来の医療の対象と目的の範囲に収まらないような性質をもつことであり、今後の検討課題であるといってよいでしょう。また、我

が国の総合科学会議「ヒト胚の取扱いに関する基本的考え方」（平成 16 年）についても再考する必要があります。最近の医療技術の急速な発展により、ヒト由来試料に関する使用の明確化、さらには iPS 細胞研究についても倫理的問題は多く、きちんとした議論が必要となってきています。また、新分野での課題としては、インフォームド・コンセントの問題や、脳科学研究の進展に伴う研究範囲についても議論が必要であり、さらに消費者が直接検査するシステム（DTC）についても誰がどのように監督するかなど課題は多数あります。今後、これらの課題に向けて具体的な計画を立案し、しかも迅速に実践していく必要があります。

湘南医療大学薬学部　塩田 清二・星薬科大学薬学部　竹ノ谷 文子

Key words 人体を観察する際の基準となる体位、方向及び断面／人体の階層構造（細胞・組織・器官・器官系）／人体を構成する各器官系と相互の連携の概要／主要な器官の名称と解剖学的位置を確認する方法

1. 組織

　生命の単位は1つ以上の細胞からできており、人体は約60兆個程度もの細胞から構成されていると考えられています。そしてヒトの身体は種々の働きや形をもつ個体の最小単位である細胞が集まり組織をつくります。

　その組織は上皮組織、支持組織、筋組織、神経組織の4つに大別され、細かく分別する上皮組織、結合組織、軟骨組織、骨組織、血液・リンパ、筋組織、神経組織と7つに分類されます。それぞれの機能を**表1**に示します。それぞれ組織の構造や機能の特徴を以下で解説します。

表1　組織の分類

4分類	7分類	機　能
上皮組織	上皮組織	体表、管腔の内面、腹腔臓器の表面を被う
支持組織	結合組織	身体を支持する、組織同士を結合
	軟骨組織	
	骨組織	
	血液・リンパ	
筋組織	筋組織	身体の運動、消化管の運動、心臓ポンプ作用
神経組織	神経組織	電気的な調節および命令の伝達または感知

塩田清二先生のプロフィールは序、竹ノ谷文子先生は7章を参照してください。

2. 上皮組織

　まず組織では、細胞と細胞の間を埋める細胞間質（細胞間基質）があります。上皮組織は細胞が隙間なく埋まっており、結合組織（支持組織）は細胞がまばらに存在し、細胞間基質の割合が多くなっています。つまり上皮組織は体表や器官の表面、管腔などの表面を細胞が密接して覆う組織になります。その上皮組織は形と並び方により6分類に分類されます（**表2**）。まず、一つ目の単層扁平上皮は、薄い細胞であることから、酸素や二酸化炭素、栄養物や老廃物の交換に適しており、血管内皮、腹膜や胸膜の中皮、肺胞Ⅰ型上皮や毛細血管でみられます。単層立方上皮はサイコロ状の細胞が一列に並び、甲状腺濾胞上皮、尿細管の上皮、上衣細胞（脳室）の表面を被います。また、高い円柱状の形態をもつ単層円柱上皮は、主に吸収や分泌を行う胃、小腸、大腸などの消化器系や女性生殖器系に存在する細胞です。また、単層円柱上皮は微絨毛をもつことにより、表面積を増やし、栄養素を効率よく吸収します。さらに重層扁平上皮は、薄い細胞が積み重なった厚い上皮であることから、摩擦や刺激に強く、

表2　上皮組織の存在箇所と機能

	単層扁平上皮	血管内皮・腹膜中皮・胸膜中皮・肺胞Ⅰ型上皮、毛細血管
		（一層で薄く、物質の交換を行う）
	単層立方上皮	甲状腺濾胞上皮・尿細管上皮・細い導管
		（エネルギーを使って物質を移動させる）
	単層円柱上皮	小腸、消化管上皮・太い導管、卵管
		微絨毛により表面積を広げ吸収、杯細胞により粘液分泌、線毛（卵管）
	重層扁平上皮	口腔、食道、皮膚、舌、腟、肛門
		（摩擦や刺激に強い、保護作用）
	多列線毛上皮	鼻腔、気管、気管支、卵管上皮
		（粘液と繊毛の運搬作用により異物を除去）
	移行上皮	膀胱上皮・尿管上皮・腎杯上皮・腎盂上皮
		（多様な形がある。収縮と伸展により伸び縮みが可能、液体を貯める）

表皮、舌、口腔・食道、膣、肛門などにみられる細胞が存在します。多列線毛上皮は鼻腔などをはじめとする呼吸器官や卵管上皮にみられます。また、粘液を分泌する杯細胞がみられる上皮でもあります。さらに多列線毛上皮には線毛があり、吸着した塵などを除去する働きがあります。また、移行上皮は伸縮性に富み、膀胱、尿管、腎杯、および腎盂などの上皮にみられます。

3. 支持組織（結合組織）

結合組織は全身にみられ、上皮組織、筋組織、神経組織などを連携させ、それぞれに養分補給をする役割をもつ組織です。また、結合組織は細胞がまばら

表3　支持組織（①線維性結合組織、②骨組織、③軟骨組織、④血液・リンパの機能）

固有結合組織	①線維性結合組織	＜密性結合組織＞ 線維配列が一定 （靭帯、腱）	膠原線維	腱、靭帯、強膜、真皮、骨膜。コラーゲン線維産生、引っ張る力が強い
			弾性線維	主成分：エラスチン。大動脈壁、黄色靭帯、脊椎、動脈の弾性板
			細網線維	脾臓、骨髄、リンパ節、扁桃、（網目で構成され、免疫に関与）
		線維配列が不定 （真皮、強膜）	線維芽細胞	膠原線維を産生し、傷口を膠原細胞で埋める（創傷治癒作用）
			脂肪細胞	中性脂肪を蓄える。エネルギー貯蔵。柔軟性を持つ
		＜粗性結合組織＞ 線維成分がまばら （皮下組織、固有粘膜）	大食細胞	別名：マクロファージ。食作用により細胞消化。ヘルパーT細胞に抗原提示
			形質細胞	B細胞により分化して抗体を産生、免疫グロブリン、抗ウィルス作用
			肥満細胞	IgE抗体受容体を持ちヒスタミン放出、I型アレルギー関与、血管透過性亢進
特殊結合組織	②骨組織 （骨基質）	膠原線維		有機質のコラーゲン
		アパタイト		主成分：リン酸カルシウム、骨・歯の主成分
	（骨細胞）	骨芽細胞		骨基質を産生。有機質の類骨を分泌し、石灰化し骨基質を形成
		骨細胞		骨芽細胞が骨を産生する際、表面で骨基質となる物質を作りながら中に埋没して骨細胞となる
		破骨細胞		新しい骨を形成するため骨基質を溶かして吸収する。多核細胞
	③軟骨組織		硝子軟骨	多くの軟骨が該当する。肋軟骨、関節軟骨、気管軟骨など
			弾性軟骨	弾性線維(エラスチン)、高い弾力性を有す軟骨。喉頭軟骨、耳介軟骨など
			線維軟骨	膠原線維、圧迫に強い。椎間円板、恥骨結合、関節円板など
	④血液、リンパ	血液	赤血球	酸素運搬、無核の細胞、ヘモグロビン
			白血球	食作用、抗体産生、生体防御
			血小板	出血部位を塞ぐ、無核細胞
		血漿	アルブミン	肝臓で作られるタンパク質。pHの保持、浸透圧の維持、タンパク質の補給
			グロブリン	ホルモンやビタミンなどの運搬、免疫反応に関与
			フィブリノーゲン	血液凝固に関与する血漿タンパク
		白血球	顆粒球	好中球、好酸球、好塩基球
			無顆粒球	単球（マクロファージ）：食作用、抗原提示 リンパ球　T細胞　・キラーT細胞：細胞性免疫担当 　　　　　　　　　・ヘルパーT細胞：B細胞へ情報伝達 　　　　　　　　　・サプレッサーT細胞：抗体産生抑制 　　　　　B細胞　・形質細胞へと分化して抗体を産生

で、細胞間質が豊富という特徴があります。まず結合組織は、固有結合組織と特殊結合組織の2つに大別されます。また支持組織は線維性結合組織、骨組織、軟骨組織、血液・リンパに分けられます。一般的に結合組織は線維性結合組織を指し、狭義の結合組織になりますが、骨組織、軟骨組織、血液・リンパは細胞がまばらで、細胞間質を広くもつという、広義の結合組織になります。また、線維性結合組織は密性結合組織と粗性結合組織に分けられます。また、線維性結合組織は3つの線維成分と5つの細胞成分に分けられます。繊維成分である膠原線維（コラーゲン）は、密性結合組織でできており、引っ張る力に強く、靭帯、腱、強膜、真皮、骨膜に位置しています。弾性線維は、弾性力が高い線維で、コラーゲン同士を結びつけるタンパク質のエラスチンを主成分とし、大動脈壁、黄色靱帯、脊椎、動脈の弾性板のなどにみられる線維になります。細網線維は細かく分岐して網目の形状を構築し、リンパ節、脾臓、骨髄、肝臓の洞様毛細血管などでみられます。そこには大食細胞やリンパ球が位置し、網目で異物を捉えて除去する生体防御作用を発揮しています。線維芽細胞は膠原線維を産生し、傷口を膠原細胞で埋めて創傷治癒作用を発揮します。また脂肪細胞は中性脂肪を蓄えた細胞でエネルギー貯蔵、皮膚への柔軟性、熱の放散を防ぐ働きをもつ細胞です。大食細胞（マクロファージ）は血液の単球が血管外に遊走し、マクロファージとなった細胞で、異物を貪食します。また大食細胞はリソソームの加水分解酵素の働きにより、異物を細胞内消化したり、異物破片をヘルパーT細胞に抗原提示するなどの免疫作用に関与した細胞になります。さらに形質細胞はB細胞より分化し抗体（免疫グロブリン）を産生し身体防御を行います。さらに肥満細胞にはIgE抗体受容体が存在し、抗原と結合することによってヒスタミン放出を起こします。そのヒスタミンは毛細血管を拡張させ、血管透過性亢進作用を誘発し、即時型であるI型アレルギーやアナフィラキシーを引き起こします。

4. 軟骨組織

　軟骨組織は軟骨細胞と細胞間質から線維性結合組織の特殊化した形となります。この軟骨組織は、硝子軟骨、弾性軟骨、線維軟骨の３種類に分類されます。身体のほとんどの軟骨は硝子軟骨に属します。次の弾性軟骨は弾性線維（エラスチン）が多数存在する高い弾力性を有する軟骨で、耳介軟骨、喉頭軟骨などが該当します。一方、線維軟骨は膠原線維に富み圧迫に強いのが特徴で、椎間円板、恥骨結合、関節円板などに見られます（**表３−③**）。

5. 血液・リンパ

　支持組織（結合組織）に分類される血液・リンパの細胞は赤血球、白血球、血小板になります。赤血球は無核細胞でヘモグロビンの作用により酸素運搬をします。白血球は抗体産生し生体防御などの免疫に関与し、血小板は無核細胞で止血作用をもちます。血漿にはアルブミン、グロブリン、フィブリノーゲンの３種類が存在します。アルブミンはpHの維持、浸透圧維持やタンパク質補給、グロブリンはホルモンやビタミンなどの運搬、免疫反応、さらにフィブリノーゲンは、血液凝固作用を有します（**表３−④**）。

6. 筋組織

　組織に分類される３つ目の筋組織は、骨格筋、心筋、平滑筋からなります。筋組織について７章で詳細に解説します。この章では代表的な骨格筋の名称を図１に示します（**図１**）。

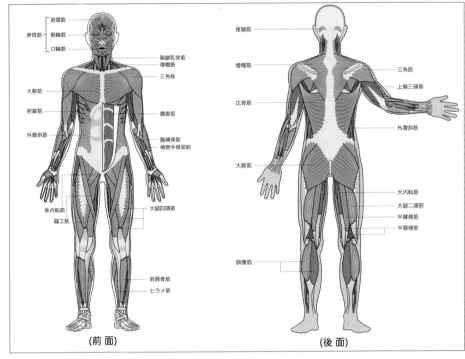

(前 面)　　　　　　　　　　　　(後 面)

図1　骨格筋の主な名称

7．神経組織

　さらに組織の4つ目に分類される神経組織は、末梢神経と中枢神経の2つに分けられます。神経組織の分類を示しその構成と主な機能を**表4**に示します。神経組織のさらなる詳細については2章をご覧ください。

表4 神経組織の分類

中枢神経	脳	灰白質 （皮質）		ニューロン（神経細胞）の細胞体が集まる領域
		白 質 （髄質）		主に有髄化された神経線維で構成される領域
		神経細胞		樹状突起：刺激を受ける（求心性）
				軸索：刺激を伝える（遠心性）
		神経膠細胞（グリア細胞）		星状膠細胞 血液脳関門
				希突起膠細胞 神経線維を包む髄鞘を形成
				小膠細胞 食作用（中胚葉由来）
	脊髄	灰白質 （髄質）		前角、後角、側角の神経細胞集団
		白 質 （皮質）		神経線維の通り道
末梢神経	解剖学的分類	脳神経（12対）		嗅神経、視神経、動眼神経、滑車神経、三叉神経、外転神経、顔面神経、内耳神経、舌咽神経、迷走神経、副神経、舌下神経
		脊髄神経（31 対）		31対の脊髄神経は、8対の頚神経、12対の胸神経、5対の腰神経、5対の仙骨神経に大別される
	機能的分類	体性神経	感覚神経	痛覚、触覚、温度覚、皮膚感覚、位置感覚、振動覚などを中枢神経に伝える
			運動神経	中枢神経からの命令を伝え、全身の筋肉を動かす。随意運動
		自律神経	内臓求心性神経	主に交感神経の経路を通り脊髄後根に入る。一方、食道、直腸、骨盤内臓器、気管からの内臓求心性神経は副交感神経の経路を通る
			交感神経、副交感神経	交感神経：興奮の刺激を全身の器官に伝える神経で、脊髄と各器官を繋ぐ神経
				副交感神経：下行性の神経。主に身体活動を鎮静化する方向に働く神経。この神経が活性化されると、血圧低下、消化管運動促進など

（2）器官系

　人体は器官や細胞が無秩序に集まったものではなく、共通のはたらきをもつ器官が集まって器官系というシステムをつくっています。その器官系は外皮系、骨格系、筋系、神経系、感覚器系、循環器系、消化器系、呼吸器系、泌尿器系、内分泌系、生殖器系に分類されます。それぞれの主な働きを**表5**に示します。このようにヒトの身体は、細胞—組織—器官—器官系—個体というように階層構造をしています。

表5　器官系の主な機能と諸器官名

各器官系	主な機能と器官
外皮系	有害物質からの保護、体温調節作用
	皮膚（表皮・真皮）、皮下組織、汗腺、感覚受容器、毛、爪
骨格系	支持作用、臓器の保護、造血作用、鉱質の貯蔵
	骨、軟骨、靭帯、軸骨格、付属肢骨格、骨髄
筋系	運動、支持作用、熱産生
	骨格筋、腱、腱膜
神経系	刺激反応、器官の活動と強調
	中枢神経（脳、脊髄）、末梢神経、自律神経
内分泌系	長時間の器官の活動の制御
	下垂体、甲状腺、上皮小体、胸腺、副腎、腎臓、脾臓、心臓、消化管、精巣、卵巣、松果体、脂肪組織
心臓血管系	栄養、老廃物、ガス、細胞、溶解物質の運搬および循環
	心臓、血管、動脈、毛細血管、静脈、血液
リンパ系	疾病や感染の予防と防御
	リンパ管、リンパ節、脾臓、胸腺
呼吸器系	空気の運搬、ガス交換
	鼻腔、副鼻腔、咽頭、喉頭、気管、肺、気管支、肺胞
消化器系	食物の消化および栄養素の吸収
	口、唾液腺、咽頭、食道、胃、小腸、肝臓、胆嚢、大腸
泌尿器系	尿の生成と排出、老廃物の排出、内分泌作用
	腎臓、尿管、膀胱、尿道
生殖器系	精子・卵子と生殖ホルモンの産生
	男性（精巣、精巣上体、精管、精嚢、前立腺、陰茎、陰嚢）女性（卵巣、卵管、子宮、膣、陰核、陰唇、乳腺）

（2）人体を観察する位置・方向・断面

1）解剖学的正位（解剖学的肢位）

　運動や日常生活の動作を考える場合には、「基本的立位姿勢」が基準となります。しかし、解剖学において、体の各部の向きを説明するための姿勢は「解剖学的正位（解剖学的肢位）」で学びます。具体的には、上肢は下垂し、手掌を前方に向け、足は踵をわずかに離して、つま先が前方を向いている姿勢をいいます（図2-(A)）。また、人体等の仮想面を示す際は、方向を3つの直交す

る平面で定義する基準面が用いられます（**図2-(B)**）。一つは垂直に身体の中心を前後方向に切り、左右半分に分ける面を正中矢状面または矢状面といいます。さらに身体を上下に分ける面は3つの名称があり、前頭面、前額面、または冠状面といいます。さらに、身体を上下に区分する面を横断面または水平面と呼びます。

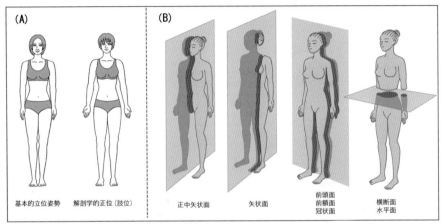

図2　解剖学における基本姿勢（A）と人体の面を表現する用語（B）

2）身体の方向性を示す用語

　また、身体の2つの部位の位置関係を示すには、身体の中心面や中心線などに対して、どのような関係にあるかを対語などで示します。

　内側・外側：からだの正中面に近い方を内側といい、遠い方を外側という。

　近位・遠位：体肢（上肢・下肢）では体幹に近い方を近位といい、遠い方を遠位という。

　橈側・尺側：橈骨側を橈側といい、尺骨側を尺側という。

　吻側（頭側）・尾側：頭頸部や体幹では、頭の先端方向を吻側または頭側といい、尾骨側を尾側という。

腹側・背側：矢状面における臍がある腹部側（前側）を腹側といい、背中
側（後側）を背側という。脛側・腓側：脛骨側を脛側といい、
腓骨側を腓側という。

浅部・深部：体表に近い方を浅部といい、遠い方を深部という。

腹臥位（伏臥位）：腹側を下にして寝た姿勢（一般にうつ伏せといわれる姿勢）

背臥位（仰臥位）：背側を下にして寝た姿勢（一般に仰向けといわれる姿勢）

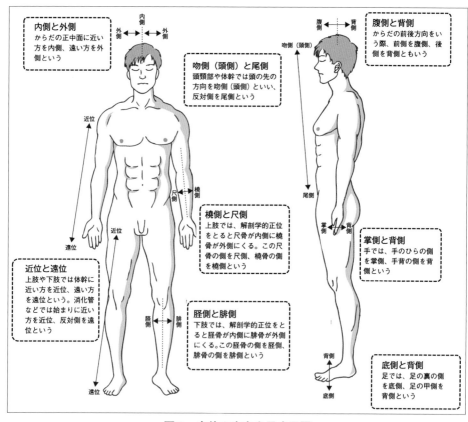

内側と外側
からだの正中面に近い
方を内側、遠い方を外
側という

吻側（頭側）と尾側
頭頸部や体幹では頭の先の
方向を吻側（頭側）といい、
反対側を尾側という

腹側と背側
からだの前後方向をい
う際、前側を腹側、後
側を背側ともいう

橈側と尺側
上肢では、解剖学的正位
をとると尺骨が内側に橈
骨が外側にくる。この尺
骨の側を尺側、橈骨の側
を橈側という

掌側と背側
手では、手のひらの側
を掌側、手背の側を背
側という

近位と遠位
上肢や下肢では体幹に
近い方を近位、遠い方
を遠位という。消化管
などでは始まりに近い
方を近位、反対側を遠
位という

脛側と腓側
下肢では、解剖学的正位をと
ると脛骨が内側に腓骨が外側
にくる。この脛骨の側を脛側、
腓骨の側を腓側という

底側と背側
足では、足の裏の側
を底側、足の甲側を
背側という

図3　身体の方向を示す用語

【1章問題】

問1 人体を構成する組織は、上皮組織、支持組織、筋組織、神経組織に分類される。

問2 表皮は、主に単層扁平上皮から成る。

問3 上皮組織の細胞が異常に増殖したものをがん及び肉腫という。

問4 上皮組織とは、体の外表面を覆う表皮や、管腔臓器などの内面を覆う組織である。

問5 支持組織は、結合組織、軟骨組織、骨組織に分けられる。

問6 筋肉組織はすべて、アクチンとミオシンの結合・解離により、収縮・弛緩する。

問7 骨格筋は再生するが平滑筋は再生しない。

問8 心筋は横紋構造をもっており、骨格筋と同様随意筋である。

問9 神経組織を構成するものは中枢神経系と末梢神経系の2つでありそれ以外にはない。

問10 成人の体液において、細胞内液の割合は細胞外液の割合よりも小さい。

2 神経系

佛教大学保健医療技術学部　小澤 一史

Key words 　神経系を構成する細胞／神経細胞における興奮の伝導と伝達／中枢神経系の構造と機能／血液脳関門と脳室周囲器官（化学受容器引き金帯（CTZ））／末梢神経系の解剖学的分類と生理学的分類／自律神経系による不随意的調節

　神経系は中枢神経系と末梢神経系の2つに分類することができます。中枢神経系は脳と脊髄から構成され、末梢神経系は脳神経・脊髄神経と自律神経（交感神経、副交感神経）に分けることができます。中枢神経は、末梢神経から運ばれてくる感覚情報を認知、統合して、それに対する反応（運動）を指令することにより、感覚、運動、意志、情動、反射、呼吸などを制御します。自律神経は自分の意志とは無関係に作用し、消化器系、循環器系、内分泌系、内分泌系、生殖器系などの不随意運動器官の機能を制御します。

1.　神経組織の構成とその機能

　神経組織、とくに中枢神経系は、神経細胞（神経元、ニューロン）（**図1**）と神経膠細胞（グリア細胞）、及び多くの血管によって構成されます。神経細胞

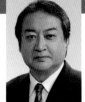

おざわ ひとし
小澤 一史　　　　　　　　　　　　　　　　　　　**Author 著者**

佛教大学保健医療技術学部 教授

1984年 東京慈恵会医科大学卒、群馬大学大学院医学研究科を経て、群馬大学内分泌研究所文部教官助手、文科省在外研究員、学術振興会派遣研究員としてフランス国立科学研究所に留学。京都府立医科大学大学院医学研究科生体構造科学部門 講師、助教授。2005年4月〜2022年3月 日本医科大学大学院医学研究科解剖学・神経生物学分野大学院教授。2022年 4月より日本医科大学名誉教授、佛教大学保健医療技術学部教授。その他、京都府立医科大学、群馬大学、東京慈恵会医科大学にて客員教授を務めている。日本解剖学会、日本神経内分泌学会、日本組織細胞化学会等の理事、理事長を歴任。

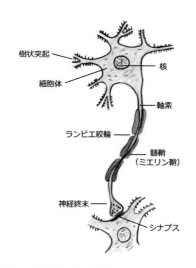

図1　神経細胞（神経元、ニューロン）

は細胞体と軸索、樹状突起という2種類の突起からなります。通常、軸索は1本、樹状突起は複数からなります。樹状突起は他の神経細胞からの軸索を介して、神経伝達情報を受け取る部位であり、軸索は繋がる神経細胞や細胞、組織へ情報を伝える神経線維です。軸索は末梢ではシュワン細胞、中枢では希突起膠細胞（オリゴデンドログリア）によって包まれています。数本から数十本の軸索がこれらの神経膠細胞によって簡単に包まれた様式の場合、これを無髄線維と呼び、1本の軸索を薄く引き伸ばされた神経膠細胞の細胞体によって幾重にも重ねて包まれる場合を有髄線維と呼びます。この幾重にも重なって連なる構造は髄鞘（ミエリン鞘）と呼ばれます。軸索にはところどころに髄鞘のない部分があり、これをランビエの絞輪といいます。髄鞘は電気的に絶縁構造であり、従って電気的な神経インパルスは髄鞘のある部分を避けて、つまり裸の状態のランビエの絞輪の部分に途中を飛び越えて伝わることから、これを跳躍伝導と呼びます。軸索の先端は軸索終末を形成し、他の神経細胞との間で神経伝達の場を形成します。この神経細胞間における神経伝達の場をシナプスといいます。シナプスを挟んで、神経伝達をする側の神経細胞をシナプス前ニューロン、受ける側の

神経細胞をシナプス後ニューロンといいます。

2. 中枢神経系

　脳と脊髄から構成されます。脳は延髄、橋、中脳（以上の部位をまとめて脳幹といいます）、小脳、間脳、大脳からなります（図2）。脳は頭蓋腔に納まり、脊髄は脊柱管に収められています。

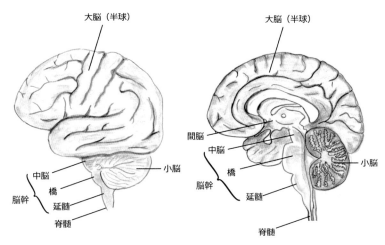

図2　中枢神経系の構成

1）脊髄

　中枢神経系の尾側を占める部位で、脊椎管内に収まり、長さが約40〜45cmの円柱状の構造です。先端は円錐状の脊髄円錐となり、その下方は終糸となって細長く伸びて終わります（図3）。脊髄の上部と下部に2ヵ所の膨らみがあり、上部の膨らみを頸膨大、下部の膨らみを腰膨大といいます。脊髄からは左右に31対の脊髄神経が出入りしています。この脊髄神経の分布に対応して脊髄は上部より頸髄（C）、胸髄（Th）、腰髄（L）、仙髄（S）、尾髄（Co）と分節されます。脊髄の後外側部（後外側溝の位置）に脊髄神経後根（感覚性神経線維）が、前外側部（前外側溝の位置）から脊髄神経前根（運動性神経線維）がそれ

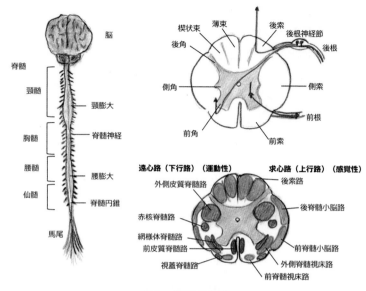

図3 脊髄の構造

ぞれ出入りしています。脊髄断面では中心部にH字状のやや灰色がかった灰白質が、周囲には白色の白質があります。中央には脊髄中心管の孔が観察されます。灰白質には神経細胞体が、白質には神経線維が集まっています。灰白質は腹側より、前角、側角（ただし胸髄と上部腰髄だけ）、後角の領域に分けられ、同様に白質も前索、側索、後索に分けられます。白質は上行する感覚性神経線維の通路と下行する運動性神経線維の通路があります。上行性伝導路は、前索部位では前脊髄視床路（粗大触圧覚）、側索では外側脊髄視床路（温度覚、痛覚）、前・後脊髄小脳路（無意識性の固有感覚）、後索では後索‐内側毛帯系（識別性触圧覚、意識性の固有感覚）が通過します。下行性伝導路は前索に前皮質脊髄路、側索に外側皮質脊髄路が通過します。この2つの下行性伝導路は自分の意志に基づく運動（随意運動）制御に関わる神経線維の伝導路です。この他、自分の意志とは別に動く運動（不随意運動）に関わる伝導路（オリーブ脊髄路、前庭脊髄路、網様体脊髄路、赤核脊髄路など）も脊髄の白質を通過します。

2) 脳幹

　延髄、橋、中脳を合わせて「脳幹」といいます（図2, 4）。延髄は脊髄の延長部位であり、生命に不可欠な呼吸や循環を制御する中枢が存在する重要な部位です（図5）。

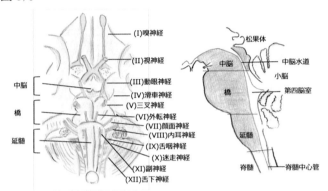

図4　脳幹の構成と脳神経

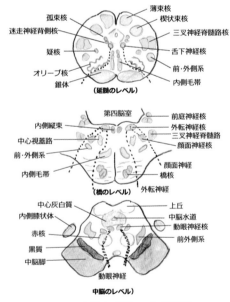

図5　脳幹各部位の内部構造

　延髄の断面では、腹側に、前正中裂を挟んで両側に錐体という膨らみがあり、ここを大脳皮質から脊髄に至る随意運動の制御に関わる下行性（運動性）伝導路（錐体路）が通過します。延髄下方ではこの錐体路が交叉する錐体交叉が観察されます。錐体外側にはオリーブという隆起が存在し、その内部には不随意運動調節に関係するオリーブ核が存在します。背側の後索の続きは上部で楔状束結節、薄束結節を構築して、それぞれ楔状束核、薄束核が存在し、後索 - 内側毛帯系を構成する上行性伝導路の神経線維の中継核をなします。中継された神経線維は左右の交叉（毛帯交叉）を経て、延髄内の内側毛帯を上行します。延髄には内耳神経（VIII）の一部、舌咽神経（IX）、迷走神経（X）、副神経（XI）、舌下神経（XII）といった脳神経の核が存在します。また、味覚情報が集約される孤束核、咽頭や喉頭の筋の支配に関わる疑核といった重要な神経核もあります。延髄上方に存在する下唾液核は舌咽神経の副交感性線維を構成し、耳下腺の唾液腺分泌に関わります。

　橋は延髄上方に続く部位であり、背側部の橋被蓋と腹側部の橋底部に分けられます。背側は第四脳室底の一部をなします。橋被蓋部には三叉神経（V）、外転神経（VI）、顔面神経（VII）、内耳神経（VIII）の一部などの神経核が集まります。橋底部には橋横線維や縦橋線維の間に橋核（大脳皮質からの皮質橋核路の線維を受けて、対側の小脳に中小脳脚を介して伝達する）が存在します。橋には上オリーブ核が存在し、ここからの神経線維は顔面神経の副交感性神経線維として顎下腺、舌下腺の唾液分泌に関わります。

　中脳は間脳と橋の間の狭い領域で、背側の中脳蓋と腹側の中脳被蓋からなります。中脳蓋では背側で上下２つずつの小さな隆起があり、上を上丘、下を下丘といい、これらを合わせて四丘体と呼びます。上丘には視覚、聴覚、体性感覚などの感覚が入力し、視覚刺激に対する反射的反応の中枢として働きます。下丘には聴覚の中継核である下丘核があり、聴覚伝導路の一部です。中脳被蓋には大脳脚、黒質が観察されます。大脳脚は錐体路や皮質核路の通路をなします。

黒質はドーパミンを産生する神経細胞が存在し、その神経線維を大脳の大脳基底核に投射し、不随意運動の制御に関わります。また、中脳の上部には脊髄や小脳と連絡する赤核が存在し、不随意運動の調節に関わっています。

3) 小脳

　小脳は延髄、橋の後方に位置し、解剖学的な区分として、左右の小脳半球と中央部の虫部、及び下部の片葉小節葉の3部に構成されます（**図6**）。小脳表面には多数の横走する溝があります。この溝のうち、第一裂という溝によって上下に分けられ、上部は前葉と呼ばれる部位で系統発生学的に古い小脳の部位（古小脳）です。下部（後外側裂まで）は後葉と呼ばれる、系統発生学的に新しい小脳部分（新小脳）で、後外側裂の下に存在する片葉小節葉は系統発生的にもっとも古く原始小脳とも呼ばれます。また、小脳への神経入力から、小脳は前庭小脳、脊髄小脳、橋小脳と3つに機能的区分ができます。前庭小脳

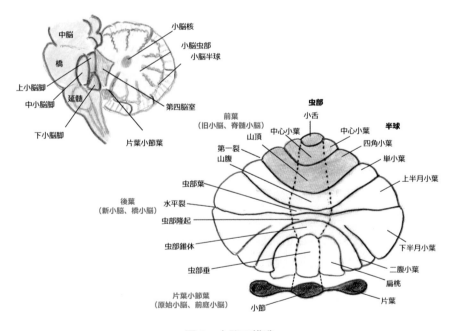

図6　小脳の構造

は前庭系（平衡感覚）からの入力を受ける部位で、ほぼ片葉小節葉（原始小脳）がそれにあたります。脊髄小脳は脊髄からの無意識性の固有感覚を受ける部位で、虫部全域と虫部の傍の傍虫部（前葉の一部）がこれにあたります。橋小脳は橋の橋核を介して大脳皮質からの情報が入力されます。

　小脳内部は表層の皮質と内部の髄質に分けられます。小脳皮質はさまざまな神経細胞が存在する層で、分子層、神経細胞層、顆粒層の3層に分けられます。神経細胞層には小脳で特徴的な大型のプルキンエ細胞が存在します。小脳髄質には小脳核が存在します。小脳核は、歯状核、室頂核、球状核、栓状核の4つの核で構成されます。小脳に入力した情報は小脳核に集まり、ここで統合されて、小脳核から外部へ出力されます。

　小脳への入力、出力は、脊髄、延髄からの入力は下小脳脚、橋からの入力は中小脳脚、中脳への出力は上小脳脚を介して連絡します。

4）間脳

　左右の大脳半球で第三脳室を挟んでその側壁、底部に位置する部位で、視床上部、視床、視床下部の3つの領域からなります（図7）。視床上部は手綱、手綱三角、手綱交連と呼ばれる構造とそれに隣接する松果体が観察されます。手綱は大脳辺縁系と脳幹を中継し、情動や認知機能に重要な役割を果たすと

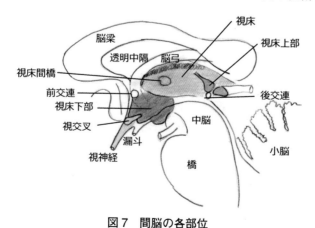

図7　間脳の各部位

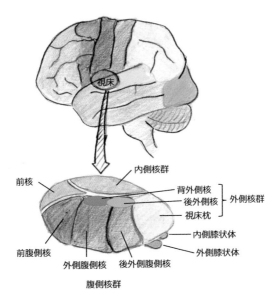

前核
内側核群
背外側核
後外側核
視床枕
外側核群
内側膝状体
外側膝状体
前腹側核
外側腹側核　後外側腹側核
腹側核群

図8　視床における視床核と大脳との線維連絡

考えられています。松果体は基本的には内分泌器官です。網膜からの光受容を受けて、松果体から分泌されるホルモンであるメラトニンがその分泌パターンの明瞭な概日周期を示します。視床は上行性（感覚性）神経線維の中継核が存在し、運動野や小脳、大脳の線条体と連絡して運動制御に働きます（**図8**）。視床下部は間脳のもっとも腹側に位置する領域で、その下の部分にぶら下がるように下垂体が存在しています。視床下部には多数の神経核が集まっており、生殖、摂食、飲水、概日リズムなど、生体の恒常性維持と密接に関わる機能を担います。また、体温調節、浸透圧調節、体温調節の中核的な役割を行う部位であり、さらに下垂体からのホルモン分泌調節に関わります。大脳皮質や大脳辺縁系とも密接な神経線維連絡があり、高次脳機能（高次精神機能）とも深く関わっています。

5）大脳（終脳）

　大脳（終脳）は左右の大脳半球からなり、左右の半球は正中の深い大脳縦裂によって区別されます（**図9**）。大脳縦裂の底部には左右の大脳半球を結ぶ脳梁が存在します。大脳の表面は多数の溝があり、溝と溝に囲まれた部分を大脳回といいます。大脳は、中心溝と外側溝に囲まれた前部を前頭葉、後部を頭頂葉、外側溝下部を側頭葉、後頭部の後頭葉の4つの部位に分けられます。大脳の表層には皮質、内部（深部）には白質があります。この白質の中には大脳基底核が含まれます（**図10**）。

　大脳皮質には運動（一次運動野）、感覚（一次感覚野）、視覚（一次視覚野）、聴覚（一次聴覚野）、味覚（一次味覚野）、言語（ブローカ野（運動性言語中枢）、（ウェルニッケ野（感覚性言語中枢））といった皮質中枢が分布します。

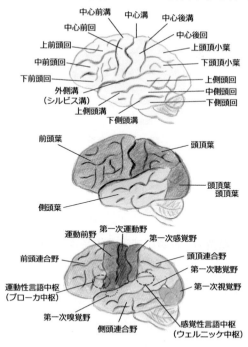

図9　大脳の構造と構成

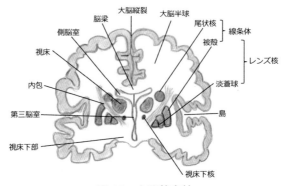

図 10 大脳基底核

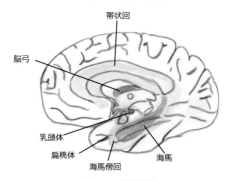

図 11 辺縁系

　また、内部で脳梁の周りを取り巻く乳頭体、脳弓、帯状回、海馬、海馬傍回、扁桃体といった部位は辺縁系（**図 11**）と呼ばれ、摂食・飲水、生殖などの本能行動、喜怒哀楽といった情動、高次精神活動・行動、記憶や学習といった活動の中枢として重要な役目を果たしています。

　大脳の深部には大脳基底核があり、尾状核、被殻、淡蒼球といった部位から構成されます。尾状核と被殻はその機能から線条体としてまとめられ、また被殻と淡蒼球は解剖学的には集合としてレンズ核とまとめて称されることもあります。大脳基底核は不随意運動の中枢であり、随意運動がスムーズに起こるための制御にも関係します。大脳基底核へは中脳の黒質からドーパミンが神経

伝達物質として送られており、この供給の障害が生じるとパーキンソン病が発症します。また大脳基底核の伝達異常により、不随意運動が亢進されることもあり、この場合はハンチントン舞踏病となります。

6) 髄膜、脳室、脳の血管系

　脳と脊髄は、内側から軟膜、クモ膜、硬膜の3層構造の髄膜によって包まれています。軟膜とクモ膜の間にはクモ膜腔という隙間があり、ここには脳内の脳室において産生された脳脊髄液が満たされています。脳、脊髄の内部には脳室という腔所があります（図12）。左右の大脳半球内には左右の側脳室、左右の間脳の間に第三脳室、橋、延髄、小脳に囲まれた部位に第四脳室があり、下方の脊髄中心管に連絡します。側脳室と第三脳室は室間孔によって、第三脳室と第四脳室の間は中脳水道によって連絡されます。第四脳室には正中口（マジャンディ孔）、左右の外側口（ルシュカ孔）と3つの小さな穴があり、髄膜のクモ膜腔と連絡しています。脳室の脈絡叢で脳脊髄液は産生され、脳室内を循環してクモ膜腔からクモ膜顆粒を介して（最近はその他の仕組みも議論されています）上矢状静脈洞に流入します。脳脊髄液は量としては約120mLで中枢神経系への栄養補給、老廃物の運搬、脳の保護等の役割を果たしています。

　脳への動脈供給は前方から左右の内頸動脈、後方から左右の椎骨動脈（延

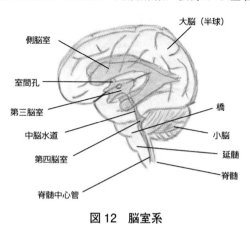

図12　脳室系

長して1本の脳底動脈になる）によってなされます。脳底部で内頸動脈からの脈管と脳底動脈からの脈管が前交通動脈、後交通動脈によって連絡し、サークル状の大脳動脈輪（ウィリス動脈輪）を構築します。内頸動脈からの枝としては前大脳動脈、中大脳動脈、後交通動脈が、脳底動脈の枝として、後大脳動脈、上小脳動脈、前下小脳動脈、橋に分配される橋枝が、また椎骨動脈の枝としては後下小脳動脈、前・後脊髄動脈が出ます。

　静脈系は浅大脳静脈、深大脳静脈を経て、上・下矢状静脈洞、横静脈洞、直静脈洞などの硬膜静脈洞に集まり、静脈洞交会で合してS状静脈洞から内頸静脈へと連絡し、脳の外へ出ます。

3. 末梢神経系
　末梢神経は31対の脊髄神経、12対の脳神経と自律神経系（交感神経と副交感神経）に分かれます。

1）脊髄神経
　脊髄から出る前根と後根が合して1本の脊髄神経を形成し、前枝と後枝に分かれて身体に分配されます。31対の脊髄神経は脊髄の頸髄からの頸神経（8対）、胸髄からの胸神経（12対）、腰椎からの腰神経（5対）、仙髄からの仙骨神経（5対）、尾髄からの尾骨神経（1対）で構成されます。胸髄以外の脊髄神経前枝は上下の線維が複雑に交錯して神経叢を形成します。上部から頸神経叢（C1～C4）、腕神経叢（C5～Th1）、腰神経叢（L1～L4）、仙骨神経叢（L4～S3）、陰部神経叢（S2～S4）があります。

2）脳神経
　脳から出入りする神経で、嗅神経（I）、視神経（II）、動眼神経（III）、滑車神経（IV）、三叉神経（V）、外転神経（VI）、顔面神経（VII）、内耳神経（VIII）、舌咽神経（IX）、迷走神経（X）、副神経（XI），舌下神経（XII）の12対の神経からなります。それぞれの神経の詳細は**表1**にまとめています。

表1 脳神経とその機能

番号	名称	種類	脳幹起始核部位	機能	支配・分布領域
I	嗅神経	感覚性	–	嗅覚伝導	鼻粘膜
II	視神経	感覚性	–	視覚伝導	眼球網膜
III	動眼神経	運動性 副交感性	中脳	眼球運動、瞳孔縮小、水晶体調節	上直筋、内側直筋、下直筋、下斜筋、毛様体筋、瞳孔括約筋
IV	滑車神経	運動性	中脳	眼球運動	上斜筋
V	三叉神経	感覚性 運動性	橋	顔面、前頭部の一般体性感覚、咀嚼筋の運動	眼神経、上顎神経、下顎神経の3枝に分かれ、前頭部、顔面の皮膚、咀嚼筋に分布
VI	外転神経	運動性	橋	眼球運動	外側直筋
VII	顔面神経	感覚性 運動性 副交感性	橋	味覚伝導、表情筋の運動、唾液・涙の分泌	表情筋、舌、唾液腺（顎下腺、舌下腺）
VIII	内耳神経	感覚性	橋・延髄	聴覚伝導、平衡感覚伝導	蝸牛神経（内耳の蝸牛コルチ器）前庭神経（内耳の前庭、三半規管）
IX	舌咽神経	感覚性 運動性 副交感性	延髄	味覚伝導、嚥下運動、唾液 分泌	舌、唾液腺（耳下腺）、咽頭筋
X	迷走神経	感覚性 運動性 副交感性	延髄	外耳や咽頭の知覚、嚥下、声帯の運動、内臓、血管等の平滑筋制御	全身の血管平滑筋、内臓、咽頭、喉頭
XI	副神経	運動性	延髄・脊髄（頸髄）	頸部の運動	胸鎖乳突筋、僧帽筋
XII	舌下神経	運動性	延髄	舌の運動	舌筋

3）自律神経系

　自律神経系は平滑筋や心筋といった不随意筋や汗腺や消化腺などの分泌を制御する神経系で、自分の意志とは関係なく、分布する器官、構造を制御するものです。交感神経と副交感神経があり、交感神経は胸髄〜上部腰髄の側角に起始神経が存在します。副交感神経は脳神経の中の動眼神経（III）、顔面神経（VII）、舌咽神経（IX）、迷走神経（X）の副交感神経成分と仙髄からの成分か

らなります。交感神経と副交感神経は多くの臓器にそれぞれが分布し、それぞれの働きが拮抗的に働く二重支配構造になっていることが特徴です。ここの臓器や構造への主な働きは**表2**にまとめています。

表2　自律神経（交感神経、副交感神経）の機能

	交感神経	副交感神経
瞳孔	散大	縮瞳
心臓	機能亢進	機能減少
気管	拡張	収縮
消化腺	分泌抑制	分泌促進
消化管運動	抑制	促進
汗腺	発汗亢進	（神経支配なし）
立毛筋	収縮	（神経支配なし）
内膀胱括約筋	筋緊張増加	弛緩
内肛門括約筋	筋緊張増加	弛緩

【2章問題】

問1 神経系において、脳は中枢神経系、脊髄は末梢神経系にそれぞれ分類される。

問2 大脳において、大脳皮質と大脳基底核は、灰白質に分類される。

問3 大脳皮質の後頭葉は、運動機能、精神機能、運動性言語機能などに関与する。

問4 大脳基底核において、線条体は尾状核と被殻により構成される。

問5 中脳の黒質は、ドパミン含有神経の細胞体を有しており、大脳基底核へ投射する。

問6 橋には、呼吸の調節に関与する呼息中枢と吸息中枢が存在する。

問7 延髄には、呼吸調節中枢が存在する。

問8 小脳は、大脳と脳幹の間に存在し、視床や視床下部などに区別される。

問9 脊髄は、中心部の灰白質と周辺部の白質から構成される。

問10 体性神経系は、交感神経と副交感神経で構成される。

問11 動眼神経、顔面神経、三叉神経、迷走神経は、いずれも副交感神経を含む脳神経である。

問12 自律神経節には、ニコチン性アセチルコリン受容体が存在する。

問13 交感神経は、副腎髄質を支配し、血液中にアドレナリンとノルアドレナリンを分泌させる。

問14 副交感神経の興奮により、心機能は亢進する。

問15 神経細胞の活動電位は、Ca^{2+}の細胞内流入により発生する。

問16 神経軸索の途中である一点を電気刺激した場合、興奮は刺激点より一方向へ伝わる。

問17 有髄神経線維は、無髄神経線維と比べ興奮伝導速度が速い。

問18 興奮が神経終末部に伝わると、神経細胞内へCa^{2+}が流入し、神経伝達物質がシナプス間隙に放出される。

3 内分泌系

湘南医療大学薬学部　**塩田 清二**

Key words 内分泌腺 / ホルモンの概要

1. ホルモンと内分泌器官

　分泌物を体腔や体外に導く管（導管）を備える**外分泌**に対し、分泌物を直接血液や体液中に放出する場合を**内分泌**といい、分泌される物質は**ホルモン**と総称されます。ホルモンは内分泌腺の細胞から血中に放出されて標的細胞の受容体と結合し、微量で効果を発揮します。人体の内分泌器官には、下垂体前葉・後葉、甲状腺、上皮小体、副腎皮質・髄質、膵島、卵巣、精巣、腎臓、心臓などがあります。さらに消化管、視床下部、松果体などの特定の細胞から分泌されるものもあります（**図1**）。

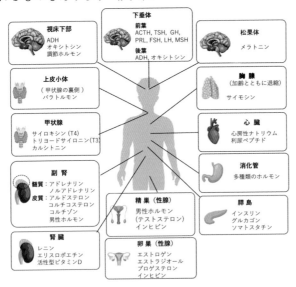

視床下部
ADH
オキシトシン
調節ホルモン

下垂体
前葉
ACTH, TSH, GH,
PRL, FSH, LH, MSH
後葉
ADH, オキシトシン

松果体
メラトニン

上皮小体
（甲状腺の裏側）
パラトルモン

胸腺
（加齢とともに退縮）
サイモシン

甲状腺
サイロキシン(T4)
トリヨードサイロニン(T3)
カルシトニン

心臓
心房性ナトリウム
利尿ペプチド

副腎
髄質：アドレナリン
　　　ノルアドレナリン
皮質：アルドステロン
　　　コルチコステロン
　　　コルチゾン
　　　男性ホルモン

消化管
多種類のホルモン

精巣（性腺）
男性ホルモン
（テストステロン）
インヒビン

膵島
インスリン
グルカゴン
ソマトスタチン

腎臓
レニン
エリスロポエチン
活性型ビタミンD

卵巣（性腺）
エストロゲン
エストラジオール
プロゲステロン
インヒビン

下垂体のホルモン
ACTH：副腎皮質刺激ホルモン
TSH：甲状腺刺激ホルモン
GH：成長ホルモン
PRL：プロラクチン
FSH：卵胞刺激ホルモン
LH：黄体化ホルモン
MSH：メラノサイト刺激ホルモン
ADH：抗利尿ホルモン

画像:Freepik.com より一部画像改元

図1　内分泌腺の位置と分泌ホルモン

塩田清二先生のプロフィールは序を参照してください。

2. ホルモンの種類と分泌のタイプ

哺乳動物にみられるホルモンの構造は、その化学構造から 3 種類に分類されます。

1) ペプチドホルモン

- ・アミノ酸がペプチド結合したもの
- ・単純ペプチドホルモン：視床下部ホルモン、インスリン、グルカゴン、上皮小体ホルモンなど
- ・糖タンパクホルモン：10 ～ 20％程度の糖（シアル酸、ヘキソース、ヘキソサミン等）を含む。：下垂体前葉ホルモンなど

2) 脂質ホルモン

- ・**ステロイドホルモン**：主として炭素数 27 のコレステロールより生成されるステロイド核をもつ：男性・女性ホルモン、副腎皮質ホルモン、活性型ビタミン D
- ・**プロスタグランジン**：炭素数 20 の不飽和脂肪酸であるプロスタン酸の誘導体

3) アミノ酸誘導体

- ・アミノ酸から酵素作用によって合成される小分子のもの：甲状腺ホルモン、副腎髄質ホルモン（アドレナリン、ノルアドレナリン）、松果体ホルモン

下垂体前葉・後葉ホルモン（その他、消化酵素）などのペプチドやタンパク質は、粗面小胞体で合成され、ゴルジ装置で濃縮された後、分泌顆粒となり、細胞膜から開口分泌で分泌されます。ステロイドホルモンは滑面小胞体およびミトコンドリアで合成されて細胞外に分泌されます。

3. ホルモンの分泌様式と作用機序

ホルモンには３つの分泌のタイプがあります。

 1）内分泌（ホルモン）：血管内に分泌：ほとんどの内分泌器官

 2）神経分泌細胞：神経末端から血管内に分泌される：下垂体後葉ホルモン

 3）傍分泌：細胞の近くに分泌：サイトカイン、ヒスタミン、プロスタグ
  ランジン、サイロキシン、メラトニンなど

ホルモンは一般的に、血中に分泌され、血液や組織液によって作用を及ぼすべく標的細胞まで運ばれます。ホルモンは標的器官の受容体と特異的に結合します。親水性ホルモンは細胞膜受容体と結合し、ステロイド、甲状腺ホルモンなどの脂溶性ホルモンは細胞内あるいは核内受容体と結合することができます。

4. 内分泌器官とホルモンについて

1）視床下部（図2a）

視床下部から分泌されるホルモンは、下垂体門脈系を介して下垂体前葉に作用して前葉ホルモン分泌を調節するホルモンと下垂体後葉から分泌されるホルモンに分かれます（図2b）。

1）－1　下垂体前葉ホルモン放出・抑制ホルモン

 ①成長ホルモン放出ホルモン：GHRH

 ②成長ホルモン抑制ホルモン（ソマトスタチン）

 ③プロラクチン抑制ホルモン（ドーパミン）

 ④甲状腺刺激ホルモン放出ホルモン：TRH

 ⑤副腎皮質刺激ホルモン放出ホルモン：CRH

 ⑥性腺刺激ホルモン放出ホルモン：LHRH, GnRH

1）－2　下垂体後葉ホルモン

 ①抗利尿ホルモン（バソプレッシン）

 ②オキシトシン

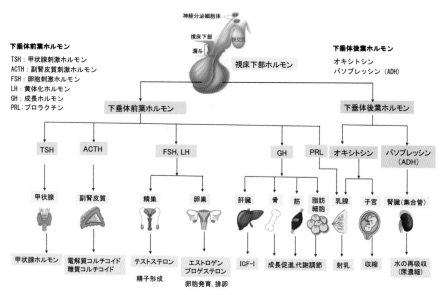

図2a　下垂体のホルモンとその標的器官

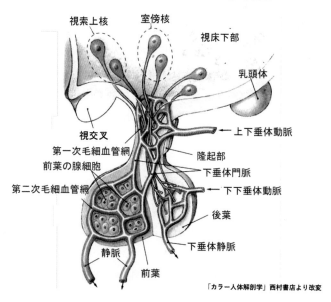

「カラー人体解剖学」西村書店より改変

図2b　下垂体の構造

2) 下垂体前葉（図 2a, b）

腺性下垂体は、前葉、中間部および隆起葉からなり、前葉が主体をなします。前葉は視床下部ニューロンから神経支配を受けていますが、下垂体門脈という特殊な血管系が関与し、視床下部ニューロンはこの門脈（一次毛細血管網）にホルモンを分泌し、これが前葉に運ばれて毛細血管網（二次毛細血管網）と なり、前葉細胞のホルモン受容体にホルモンが結合します。

2)－1　前葉ホルモン

①成長ホルモン（GH）：骨端に作用して骨伸長促進作用。筋肉増加、血糖上昇

②プロラクチン（PRL）：乳汁生成と分泌促進。排卵抑制作用

③副腎皮質刺激ホルモン（ACTH）：副腎皮質の束状帯、網状帯を刺激してホルモン分泌を促進。中葉細胞を刺激して色素沈着を起こす。

④甲状腺刺激ホルモン（TSH）：甲状腺を刺激し甲状腺ホルモン分泌促進。

⑤性腺刺激ホルモン

　　a．卵胞刺激ホルモン（FSH）：女性では卵胞の発育を促進して卵胞ホルモン（エストロゲン）分泌促進。男性では精子形成促進作用

　　b．黄体形成ホルモン（LH）：女性では排卵、黄体の形成を刺激して黄体ホルモン（プロゲステロン）分泌促進。男性では精巣の間細胞（ライディッヒ細胞）に作用して男性ホルモン（テストステロン）分泌を促進

2)－2　中葉ホルモン

①メラトニン（MSH）表皮におけるメラニン合成促進

2)－3　後葉ホルモン

①バソプレッシン（ 抗利尿ホルモン　ADH）：腎臓での水の再吸収促進、尿の濃縮作用、体内の水分保持作用

②オキシトシン（子宮収縮ホルモン、射乳ホルモン）：妊娠末期の子宮収縮・

陣痛発来、分娩後の射乳促進

3）甲状腺（図 3, 4）

　気管の前面に位置して左右 2 葉と真ん中の狭部からなり実質は濾胞構造をとります。濾胞上皮細胞からは甲状腺ホルモンが、濾胞傍細胞からはカルシトニンが分泌されます。

3）－ 1　甲状腺ホルモン

①基礎代謝の促進、熱産生・酸素消費増加

②心機能亢進（心拍数、心拍出量増大）、交感神経増強作用

③発育と成熟（胎児期の骨格と神経系の分化成熟）

　＊甲状腺機能異常として、機能亢進症はバセドウ病となり、機能低下症では橋本病になります。

　　分泌不足がクレチン病 - 精神遅滞、小人症などを惹起

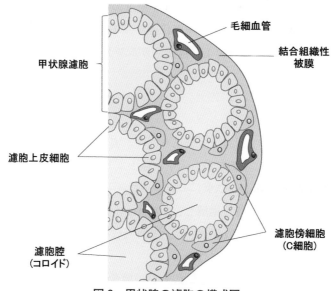

図 3　甲状腺の濾胞の模式図

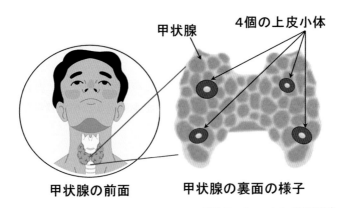

図4　甲状腺の裏側にある上皮小体

3)－2　カルシトニン

①骨へのリン酸 Ca の沈着促進、血中 Ca 濃度の低下作用

②破骨細胞の抑制作用による血中 Ca 濃度の低下作用

＊腎・腸で Ca 吸収促進（副甲状腺ホルモン：PTH）→ 骨溶解促進→ 血中 Ca 上昇 → 腎で Ca 排泄（カルシトニン）→ 骨形成促進、血中 Ca 低下

4)　上皮小体（図4）

甲状腺の裏に左右2対合計4個あります。実質細胞には主細胞と酸好性細胞の2種類があり、主細胞から副甲状腺ホルモン（PTH）が分泌されます。PTH の働きは以下のようです。

①破骨細胞に働いて骨を融解し、血中 Ca 上昇

②尿細管での Ca 再吸収促進、リン酸再吸収抑制

③カルシトニンと拮抗的に作用

＊分泌不足はテタニーを起こす→ 筋の興奮性亢進

分泌過剰は骨がもろくなる→ 骨粗鬆症

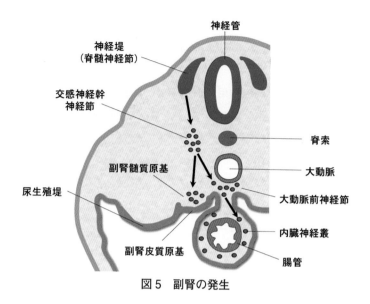

図5 副腎の発生

5）副腎

　副腎は左右の腎臓の上に載っており、皮質と髄質とからなりますが、発生学的に両者は異なります。

　皮質は中胚葉由来であり、髄質は外胚葉由来です。とくに副腎髄質は交感神経の節後ニューロンに相当します（図5）。皮質は下垂体前葉からのACTHにより分泌促進、髄質は交感神経刺激により髄質ホルモン分泌が促進されます。

5）－1　副腎皮質（図6）

　副腎皮質は3層構造をしており、分泌されるホルモンはすべてステロイドホルモンで、コルチコステロイドあるいはコルチコイドと総称されます。皮質は 表層から髄質に向かって球状帯、束状帯、網状帯の3層からなります。

　①**球状帯**（10%）ミネラルコルチコイド（電解質コルチコイド）：アルド
　　ステロン

　Na イオンと水分の再吸収、K 排泄の促進（体液量の調節、血圧維持）

　＊分泌低下でアジソン病、分泌過剰で原発性アルドステロン症、クッシン

グ症候群

　　②**束状帯**（75%）グルココルチコイド（糖質コルチコイド）：コルチゾール・

　　　コルチゾン

　　　免疫抑制作用、抗炎症作用、血糖上昇、脂質代謝亢進

　　③**網状帯**（15%）男性ホルモン：アンドロゲン

　　　正常状態での作用は不明

5)－2　副腎髄質（図6）

　　髄質細胞には交感神経節前線維がシナプス形成をしており、交感神経刺激

により髄質ホルモンの分泌が亢進します。

髄質ホルモンの種類（カテコールアミン）

　　①ノルアドレナリン（NA）20%；②　アドレナリン（AD）80%；③ドーパ

　　　ミン（DA）

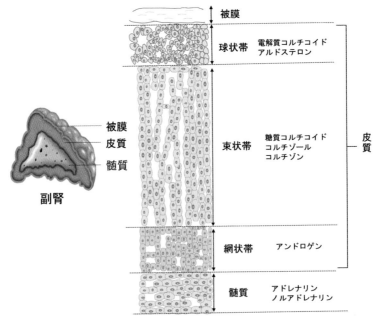

図6　副腎の構造と分泌ホルモン

髄質ホルモンの作用

1. アドレナリン

   β1作用：心拍数増加・拍出量増加・血圧上昇

   β2作用：気管支平滑筋拡張、冠状動脈拡張、血糖値上昇作用、肝グリ
   コーゲン分解促進、インスリン分泌抑制

2. ノルアドレナリン

   α1作用：血管収縮による最大血圧、最低血圧を上昇

6) 膵島（ランゲルハンス島）（図7）

　膵臓は消化酵素を分泌する外分泌部とホルモンを分泌する内分泌部から
なります。内分泌部は膵島（ランゲルハンス島）と呼びます。 膵島は内分
泌細胞の集合体で外分泌部の間に散在性に分布しています。膵島はおよそ
100 ～ 200 万個あるといわれ、腹腔神経節からの自律神経支配を受けていま
す。膵島の主要な細胞は3種類でA, B, D細胞です。

　A（α）細胞：好酸性細胞 20% グルカゴン分泌

　B（β）細胞：主細胞 70% インスリン分泌

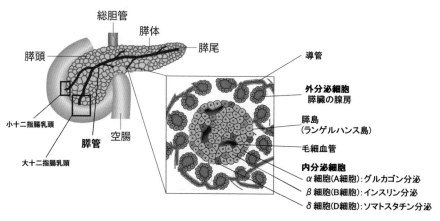

図7　膵臓と膵島ホルモン

D（δ）細胞：10% ソマトスタチン分泌

グルカゴン：血糖値の低下で分泌促進

①肝臓のグリコーゲンを分解してグルコースにして血中に放出

②血糖値上昇作用

③糖新生作用（アミノ酸からグルコースを作る）

④脂肪分解とケトン体生成

インスリン：血糖値の上昇で分泌促進（副交感神経による）

①肝臓・骨格筋・脂肪細胞に作用してグルコース・脂肪酸・アミノ酸を取り込む。

②グルコースをグリコーゲンに合成して肝臓や筋肉に貯蔵する。

③グルコースを脂肪に合成して脂肪細胞に貯蔵する。

Ⅰ型糖尿病：小児・若年者型は絶対的インスリン不足が原因

Ⅱ型糖尿病：成人型はインスリンの感受性の低下と分泌不足が原因

ソマトスタチン：グルカゴン、インスリン分泌の抑制

7）腎臓（図1）

腎臓からはレニン、エリスロポエチン、ビタミンDなどが分泌されます。

①レニン：糸球体傍細胞から分泌される一種のタンパク分解酵素：血中のアンギオテンシノーゲンをアンギオテンシンⅠに変換する。これが肺にある酵素によりアンギオテンシンⅡに変換され、副腎皮質からのアルドステロン分泌を促進し、血圧上昇が起きる。

②エリスロポエチン：血液中の酸素分圧の低下により分泌され、骨髄において赤血球を分化増殖させる。その結果、血液量と酸素運搬能力が増加する。

③活性化ビタミンD：脂溶性のホルモン。皮膚においてはプロビタミンDが紫外線照射により作られる。さらに食物から摂取された前駆

体は膵臓で中間体となり、腎臓で活性化体になる。活性型ビタミン D は腸粘膜での Ca およびリン酸の吸収を促進する。

8）心臓（図1）

　右心房の心筋細胞は、循環血液量の増加や血圧の上昇に反応して心房性ナトリウム利尿ペプチド（ANP）を分泌します。下垂体後葉の ADH や副腎皮質 のアルドステロン分泌を抑制し、血圧を低下させます。

9）性腺（精巣、卵巣）（図1）

　性腺（精巣、卵巣）は生殖細胞を産生する臓器ですが、性ホルモンを分泌します。いずれもステロイドホルモンです。

①精巣：男性ホルモンは間細胞（ライディッヒ細胞）から分泌されるステロイドホルモンであり、代表はテストステロンです。テストステロンの働きとしては、男性生殖器の成熟（二次性徴）や精子形成を促進し、前立腺や精囊などの附属腺の分泌能の維持に働きます。精子形成にはインヒビンも関与します。これは下垂体前葉から分泌される FSH により精巣のセルトリ細胞から分泌され、下垂体の FSH 分泌を抑制します。

②卵巣：卵巣からは卵胞ホルモン（エストロゲン）と黄体ホルモン（プロゲステロン）の2種類が分泌されます。

　a. 卵胞ホルモン（エストロゲン）：排卵を誘発し、子宮粘膜増殖を起こす。PTH の破骨細胞による骨吸収を抑制し、動脈硬化を抑制する。

　b. 黄体ホルモン（プロゲステロン）：子宮粘膜増殖を抑制し、子宮粘膜を分泌期にする。妊娠中の排卵を抑制し、温熱中枢を刺激して基礎体温を上昇させる。

10）松果体（図1）

　間脳の第Ⅲ脳室後下端に位置し、神経由来の内分泌器官です。松果体細胞からはアミノ酸誘導体ホルモンであるメラトニンが分泌されます。メラトニンの分泌は夜間増加し、昼間は減少します。夜間の光刺激の低下により分泌され、体温を低下させ、眠気を促進します。さらに性腺の発達を抑制します。

【血糖調節について】

　生体では血糖値を一定の範囲に調節する機構が存在します。血糖値はグルコースの細胞への取り込みと血中への供給のバランスによって調節されます。膵島から分泌されるグルカゴンとインスリン、さらに副腎髄質から分泌されるアドレナリンなどのホルモンによって血糖値は調節されます。血糖値を下げるホルモンはインスリンのみであり、血糖値を上げるホルモンとしてはグルカゴン、アドレナリンの他に、副腎皮質から分泌される糖質コルチコイドや下垂体前葉から分泌される成長ホルモンなどがあります。また膵島から分泌されるソマトスタチンはインスリンやグルカゴンの膵島ホルモン分泌を抑制します。なお、インスリンは血糖降下作用以外に、脂質代謝に対して脂肪細胞への脂肪の貯蔵を促進する、タンパク質の合成を促進し分解を抑制する作用などもあります。とくにⅡ型糖尿病の原因は、インスリン分泌の低下か感受性の低下であると考えられています。

【3章問題】

問1 甲状腺刺激ホルモン放出ホルモン（TRH）は、ペプチド性ホルモンである。

問2 性腺刺激ホルモンは、ステロイドホルモンである。

問3 甲状腺ホルモンは、下垂体前葉から分泌される。

問4 成長ホルモンは、下垂体後葉から分泌される。

問5 コルチコステロン（コルチゾール）は、副腎皮質束状層から分泌される。

問6 テストステロンは、精巣から分泌されるステロイドホルモンである。

問7 黄体形成ホルモンの血中濃度は、月経周期において、排卵時期にほぼ同調して一過性に上昇する。

問8 セクレチンは、十二指腸S細胞から分泌され、膵液分泌促進作用を示す。

問9 血液中のグルコース濃度が上昇すると、膵臓ランゲルハンス島B（β）細胞内のATP活性度上昇を介して、インスリン分泌が抑制される。

問10 グルカゴンは、肝細胞のアデニル酸シクラーゼ活性化を介し、グリコーゲンホスホリラーゼを活性化してグリコーゲン分解を促進する。

4 外皮系

佛教大学保健医療技術学部　小澤 一史

Key words 皮膚の構造と機能 / 皮膚から受容される感覚 / 痛覚の伝導路

　外皮とは皮膚とその付属器（毛、爪、脂腺、汗腺）によって構成される構造であり、生体を外界から区別し、保護し、そしておかれた環境についての情報を感知する仕組みです。

1. 皮膚

　皮膚は体表面を覆い、外力、温度、浸透圧等の物理的及び化学的刺激から身体を守る構造です。また、皮膚には多数の神経終末が分布し、触覚、圧覚、温度感覚、痛覚といった一般体性感覚を受容します。従って皮膚は重要な感覚器の一つでもあります。

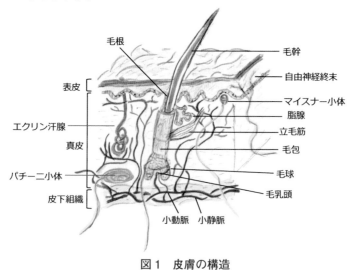

図1　皮膚の構造

小澤一史先生のプロフィールは2章を参照してください。

　皮膚は、表皮、真皮、皮下組織の3層からなります。

1）表皮：表皮は重層扁平上皮によって構築されており、最深層は基底層を構成し、この基底層で細胞分裂によって生じた表皮細胞は次第に上行し、有棘層、顆粒層、透明層（手掌と足底で観察される）、角質層（あるいは角層）へと分化していきます。約1ヵ月程度で角質層の細胞は核が脱落し、死滅して垢となって剥離していきます。この過程を「角化」といいます。

　基底層には1層の基底細胞が並び、しばしば細胞分裂像が観察され、表皮細胞の新生がなされています。数個おきに細胞質に褐色のメラニン顆粒が存在する色素細胞 が観察されます。

　有棘層では表皮細胞が数層から十数層重なり、細胞同士が細胞質からの突起物の結合である細胞間橋（デスモソームによる結合）を形成し、強く結合しています。

　顆粒層ではケラトヒアリン顆粒で細胞質が満たされる細胞が数層重なっており、ケラトヒアリン顆粒の主成分はプロフィラグリンで、後の角化の際にフィラグリンという細胞基質タンパク質の基となります。細胞間は密着結合（タイト結合）で隙間なく繋がっており、この構造により体内の水分を逃がさないようにしている重要な構造です。

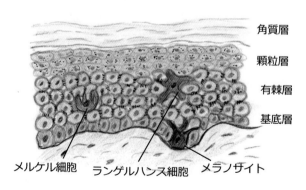

図2　表皮の構造

　淡明層は顆粒層上部の明るい層で、手掌や足底で観察されます。

　角質層（角層）は核を失った扁平な細胞の重なりの層です。表層は垢として剥げ落ちます。これは細胞自身が有するタンパク分解酵素が働き、細胞間を繋ぐデスモソームが分解されるために、細胞の分散が生じるからです。

　表皮内にはその大部分を占める表皮細胞以外に前述の基底層の色素細胞（メラニン細胞）や、主に有棘層に観察されるランゲルハンス細胞、基底層の分布する感覚細胞であるメルケル細胞が観察されます。

　色素細胞（メラニン細胞）にはメラニン顆粒が観察されます。色素細胞（メラニン細胞）は血中よりチロシンを取り込み、細胞自身が有する酵素であるチロキシナーゼによってチロシンを DOPA に転じ、最終的にメラニンを合成します。基底層の表皮細胞はすべてメラニン顆粒が存在しているように観察されますが、実際はそうではなく、色素細胞（メラニン細胞）で合成されたメラニン顆粒が分配されている結果です。

　ランゲルハンス細胞は樹状突起を有し、ランゲルハンス顆粒（あるいはバーベック顆粒）と呼ばれる小体を有します。ランゲルハンス細胞は骨髄由来の免疫系細胞である樹状細胞が表皮に組み込まれたもので、表皮に抗原物質が侵入するとランゲルハンス細胞が取り込み、この抗原情報を T リンパ球に提示する抗原提示細胞の一つと考えられています。

　メルケル細胞は触覚、圧覚を受容する感覚細胞の一つです。メルケル細胞は触れている間は触覚が持続する遅順応性の感覚細胞で、全身に分布しますが、ヒトでは指腹や足底で多く観察されます。メルケル細胞の表面には数本の角（つの）様の突起があり、一方、その対側には多数のシナプス顆粒状の顆粒が集積しており、その細胞膜には神経終末が接しています。

2）真皮：線維成分、基質、細胞（主に線維芽細胞、マクロファージ、肥満細胞、白血球など）からなる厚い密性結合組織の層です。細かく乳頭層、乳頭下層、

網状層に分けることもあります。乳頭層には触覚感知装置の一つであるマイスネル小体が観察されることがあります。線維成分の主なものは膠原線維です。基質はムコ多糖や糖タンパク質、水、電解質などからなります。乳頭層では毛細血管が発達し、網状層では動静脈吻合が分散します。

3）皮下組織：典型的な疎性結合組織で膠原線維と弾性線維がまばらに走行し、これらの線維に囲まれて多数の脂肪細胞が観察されます。これが皮下脂肪です。皮下組織には大きな感覚受容装置であるパチーニ層板小体（圧覚、振動覚の受容）が観察されることがあります。

4） 皮膚の神経及びその終末：皮膚には多数の神経が分布しています。これらは血管と同様に真皮の上部、皮下組織の上部に網目状に走行しています。感覚性神経終末（感覚受容器）にはいくつかの特徴的なものが観察されます。真皮乳頭にはマイスネル小体が観察されます。触覚に関わると考えられています。真皮の深層から皮下組織にかけては大型の楕円形のパチーニ層板小体が観察されます。圧覚、振動覚を関知します。手指腹に多く、手掌、足底、乳輪、あるいは陰茎、陰核などの外生殖器にも観察されます。メルケル細胞は前述のように表皮に観察され、触覚、圧覚を関知します。また表皮や毛根周囲には自由神経終末が多く観察され、主に痛覚を伝導します。これらの感覚は脊髄後根を介して脊髄に伝達され（一次ニューロン）、二次ニューロンは脊髄あるいは延髄で神経交叉を行って対側を上行し、視床に伝達されます。視床から大脳半球一次感覚野に三次ニューロンが感覚情報を伝導します。

2. 皮膚付属器

皮膚付属器として角質性の毛と爪、腺性の皮脂腺と汗腺があります。

1）毛：毛は口唇、手掌、足底、陰茎、小陰唇などを除いてほぼ全身に生えており、皮膚の保温や保護に役立っています。毛は、表皮から上に出ている部分の毛幹と皮膚の中に埋まっている毛根からなり、毛根の基部の膨らみを毛球といいます。毛根は内根鞘と外根鞘の2層からなる毛包によって包まれます。内根鞘は内側から根鞘小皮、ハックスレー層、ヘンレ層の3層からなります。毛球下部には血管を含む結合組織が入り込み、毛乳頭を形成します。毛乳頭を囲む部位は細胞分裂が盛んな部位で毛母基と呼ばれ、ここで毛や毛包の細胞が新生します。毛は中心部の髄質と周囲の皮質からなり、皮質にはメラニン色素が含まれ、この量や質が毛の色に影響します。

毛の成長（伸び）は毛球の毛母基の細胞分裂によります。毛が伸び続ける成長期、それが停止する退行期、退縮して毛根がなくなり、毛母基部分だけになる（棍毛）休止期に分けられます。

毛には後述する脂腺があり、毛根上部で外根鞘に開口するもので、外根鞘から伸び出して分化したものです。また毛を立たせる役割の立毛筋が付着しています。交感神経の刺激によって収縮します。

2）爪：爪は指の末節背面にある角化して死滅した表皮細胞の堆積物です。皮膚の中に埋没している爪根と外から見える爪体からなります。爪体の下部は表皮と真皮からなる爪床と呼ばれます。爪根の付け根周囲の表皮は爪の形成に関わるので爪母基と呼ばれます。

3）脂腺：通常は前述のように毛に付属しており、付属脂腺とも呼ばれます。数個の葉を形成し、導管は合流して毛包上部に開口します。脂腺は脂肪性の分泌物を放出し皮膚や毛の滑らかさを生み出します。脂腺細胞は、細胞全体が崩壊することによって内容物を放出する様式をとり、この分泌様式を全分泌とい

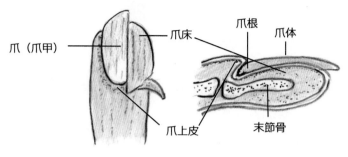

爪（爪甲）　爪床　爪根　爪体　爪上皮　末節骨

図3　皮膚の構造

います。

4）汗腺：汗腺にはエクリン汗腺（小汗腺）とアポクリン汗腺（大汗腺）の2種類があります。

エクリン汗腺（小汗腺）は全身に分布している汗腺で、水や塩分、電解質を放出します。体幹部に存在するエックリン汗腺は温熱に反応して発汗します（温熱性発汗）。これに対して手掌などの皮膚では、緊張や興奮の際に発汗が生じる（精神性発汗）。エクリン汗腺は基底（明調）細胞と表層（暗調）細胞からなり、隣接する基底細胞は細胞間分泌細管が発達し、これを介して分泌物を管腔に放出します。また細胞間の噛み合いや基底陥入が良く発達し、水や電解質の移動が盛んであることを示しています。表層細胞には細胞質に球状の暗調分泌顆粒が含まれており、開口分泌で放出されます。主に糖タンパク質が含まれていると考えられています。

アポクリン汗腺（大汗腺）は特有の匂いを有するやや粘稠の分泌物を分泌する腺です。腋窩、乳房、外陰、会陰、肛門周囲などに多く存在し、乳輪腺、耳道腺、眼瞼の睫毛腺などもアポクリン汗腺の一種です。分泌物を含んだ細胞質の一部が突出し、この突出の根部がちぎれて管腔内に放出される方式をとり、これをアポクリン（離出）分泌といいます。母乳を分泌する乳腺も、アポクリン汗腺の変化したものとして考えられています。

【4章問題】

問1 表皮は、真皮側から角質層、淡明層、顆粒層、有棘層、基底層に区分される。

問2 表皮には血管が存在する。

問3 表皮を構成する大部分の細胞は、ケラチノサイトである。

問4 メラニン細胞は真皮に存在し、メラニン色素を産生する。

問5 ランゲルハンス細胞は、表皮に存在する樹状細胞の一種である。

問6 マイスネル小体は表皮に存在し、機械的刺激に対する受容器として働く。

問7 エクリン汗腺は、水分を豊富に含む汗を分泌し、体温調節に関与する。

1. はじめに

　我々はさまざまな物を見たり、音を聞いたり、匂いをかいだりすることで、身の周りの状況を把握することができます。このような光や音、におい等を検知するシステムを感覚系といい、それぞれの対象に応じた感知システムが存在します。本項では、我々の最も身近な感覚である特殊感覚系の受容器に焦点を当て、それぞれのしくみについて述べたいと思います。

2. 感覚について（概要）

　感覚の認知は、感覚受容器による感知に始まり、感覚神経を介して中枢神経系（脳）に情報が伝達されることで成立します。情報源は、光や音、圧力、化学物質などさまざまありますが、種類に関わらず感覚受容器で活動電位という電気刺激に置き換えられ、神経によって伝達されます。感覚は大きく分けて

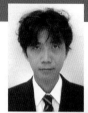

やまざき やすひろ
山崎　泰広　　　　　　　　　　　　　　　　　　　**Author 著者**

湘南医療大学薬学部医療薬学科 准教授
2006年 理化学研究所脳科学総合研究センター研究、2007年 静岡県立大学薬学部助教、2014年 静岡県立大学薬学部講師、2021年湘南医療大学薬学部准教授。
【専門】生理学、生化学
【研究・関心事】胆汁分泌異常が惹起する疾患発症機構の解明／肝毛細胆管膜トランスポーターの機能解明

表1　感覚の種類

感覚の分類		適刺激	感覚受容器（感覚受容細胞）
特殊感覚	視覚	光線	網膜（杆体視細胞と錐体視細胞）
	聴覚	音波	コルチ器官（有毛細胞）
	嗅覚	気体状の化学物質	嗅上皮（嗅細胞）
	味覚	液体状の化学物質	味蕾（味細胞）
	前庭感覚	加速度	半規管（有毛細胞）と耳石器（有毛細胞）
一般感覚	体性感覚 皮膚感覚	触・圧	ルフィニ小体、メルケル触覚盤、パチニ小体、マイスネル小体（神経終末）
		温	（自由神経終末）
		冷	（自由神経終末）
		痛	（自由神経終末）
	深部感覚	関節の位置と運動	関節包のルフィニ小体（神経終末）
		筋の伸張	筋紡錘（神経終末）
		筋の張力	ゴルジ腱器官（神経終末）
		痛	（自由神経終末）
	内臓感覚	血圧	頸動脈洞や大動脈弓の圧受容器（神経終末）
		肺胞の膨満	肺胞壁（神経終末）
		血液CO_2分圧	延髄中枢性化学受容器（神経終末）
		血液O_2分圧	頸動脈洞や大動脈弓などの化学受容器（神経終末）
		血液浸透圧	視床下部神経終末
		血糖値	膵臓B細胞、視床下部神経細胞
		痛	（自由神経終末）

「シンプル生理学 改定第8版」
p.36　表3-1　参照

　一般感覚、特殊感覚の2つに分類されます（**表1**）。一般感覚は温度覚、触覚、圧覚、振動覚、深部感覚、内臓感覚を指し、感覚受容器は体のいたるところにあります。一方、特殊感覚は視覚、聴覚、平衡感覚、嗅覚、味覚の5つからなり、受容器は頭部に集中しています。特殊感覚はそれぞれの情報源に対応した特殊な細胞により受容されますが、その仕組みから視覚、聴覚と平衡感覚、味覚と嗅覚の3つに分類することができます。

3. 視　覚

　視覚は、眼球に入った光を感知して形や色を判断する感覚であり、眼球の後ろ側の内壁を覆う薄い膜状の組織である網膜が光を感受します。網膜は、光を感知できる唯一の器官であり、他のパーツは網膜に適切な光を届けるために働きます。図1をご覧ください。眼球に入った光は、通光器官である角膜、水晶体、

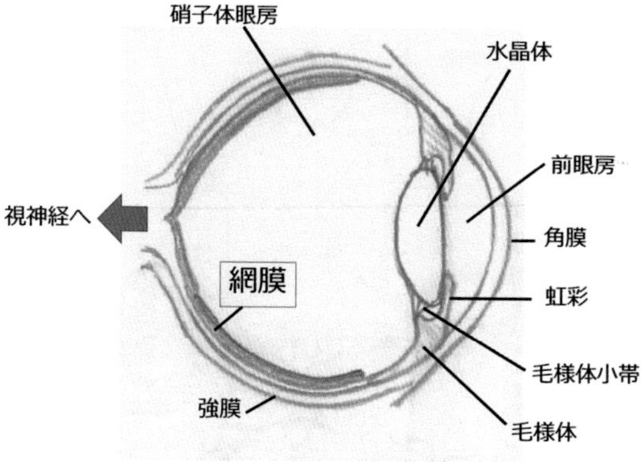

図1　眼球の構造

硝子体を通過し網膜に至ります。その際、水晶体は厚みを変え光を屈折させることにより、網膜に像を結ばせる（ピントを合わせる）役割を担っています。網膜は、最も奥に色素上皮細胞層、それに接して光受容器である2つの視細胞（杆体視細胞、錐体視細胞）、さらに神経細胞群が規則的に並ぶ層構造をしています（図2）。まず光が網膜に到達すると、視細胞の外節に存在する視物質と反応し、電気信号に変換されます。視物質はタンパク質とビタミンAから合成されるため、ビタミンAの不足は暗闇での視力調整がうまくいかなくなる夜盲症を引き起こします。視細胞のうち、錐体視細胞は光の三原色である赤、青、緑に反応する3種類が存在し、いろいろな組み合わせで刺激されることで多彩な色を識別します。一方、杆体視細胞は光の色の違いを見分けることはできませんが、光に対する感受性が高いという特徴をもっています。これら視細胞が発生させた電気信号は双極細胞を経由して神経節細胞に伝達され、これらが集まって視神経となり眼球から出ていきます。視細胞と双極細胞、あるいは双極細胞と神経節細胞の接合部に存在するアマクリン細胞や水平細胞は、弱い光が当たっている部位の伝達を抑制することでコントラストをつけています。眼球から出た視神経は、中脳に存在する外側膝状体を経由して大脳皮質の一次視覚野に送られ、像の構築が行われます。

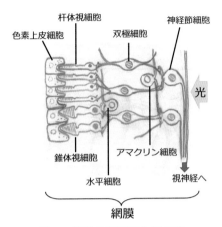

図2　網膜の断面図と視細胞

4．聴覚と平衡感覚

　聴覚は、音の信号（音波）を電気信号に変換することで、音の強さや音高、音色、リズム、言語などを認識する機能であり、平衡（前庭）感覚は、体の向きや傾き、運動時の体に働く加速度を認知する機能です。情報源は全く異なる2つの感覚ですが、どちらの感覚受容器も内耳にあり、受容器として有毛細胞を用いるという共通点があります。有毛細胞は、細胞表面に1本の大きな動毛と80〜100本の不動毛を有する感覚細胞であり、不動毛が動くことで電位を発生させます。それでは、有毛細胞がそれぞれの受容器でどのように働いているのか、見ていきましょう。

　音の感知は外耳と中耳の境界にある鼓膜を振動させることから始まります。鼓膜の振動は中耳の耳小骨（つち骨、きぬた骨、あぶみ骨）を経由することで約22倍に増幅され、受容器である蝸牛に伝えられます（**図3**）。蝸牛内部は前庭階、蝸牛管、鼓室階の3層構造となっており（**図4a**）、前庭階、鼓室階はリンパ液で満たされ、殻の頂点でつながっています。あぶみ骨の振動が蝸牛の入口である前庭窓に伝わると振動は前庭階、鼓室階のリンパ液を順に伝播していき、その間に蝸牛管にあるコルチ器を載せた基底板を振動させます。このとき

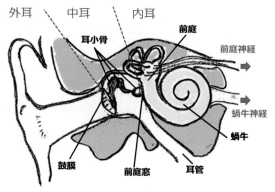

図3　聴覚器官

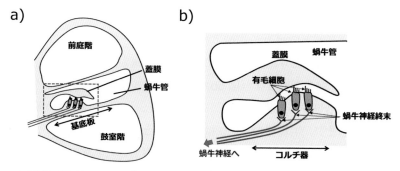

a) 蝸牛管の断面図　b) コルチ器周辺（赤枠内）の拡大図

図4　蝸牛の断面図とコルチ器

　最も強く振動する基底板の位置が音の周波数により異なり、高い音の方が入り口付近、低い音の方が入り口から遠い位置の基底板を振動させます。この振動により有毛細胞も動き、覆いかぶさるように位置する蓋膜と不動毛が接触することで活動電位が発生するのです（**図4b**）。電気信号は蝸牛神経を介して脳に伝えられ音として感知されます。

　平衡（前庭）感覚の受容器は蝸牛に隣接した前庭、および3つの半規管に存在します。前庭には卵形嚢と球形嚢という袋状に膨らんだ部位が存在し、それぞれ水平方向、垂直方向の直線加速度を感知します（**図5a**）。卵形嚢と球形嚢

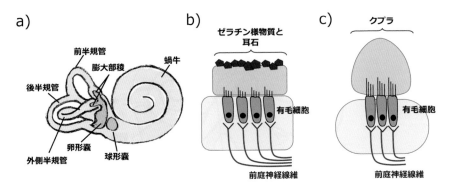

a) 前庭器官と蝸牛　b) 球形嚢および卵形嚢の平衡斑の拡大図　c) 半規管膨大部稜の拡大図

図5　前庭（平衡）感覚器官

の有毛細胞は耳石と呼ばれる炭酸カルシウムの粒を含むゼラチン様の膜である平衡斑に埋もれており、顔の傾きに応じて平衡斑が動くとともに不動毛が動き、活動電位を発生させます（**図5b**）。一方、半規管はループ状をなす3つの前・後・外側半規管から構成され、それぞれ x、 y、 z の3つの軸の回転加速度を感知します。半規管の基部には膨大部稜と呼ばれる膨らみがあり、そこでは有毛細胞がクプラと呼ばれるゼラチン膜に覆われた状態で存在します（**図5c**）。半規管内部はリンパ液に満たされ、クプラはそこに浮いた状態にあるため、我々が頭を動かすとそれに応じた軸の半規管内のリンパ液の流れとともにクプラが動き、その結果、有毛細胞の不動毛が動く仕組みになっています。卵形嚢、球形嚢、半規管いずれも有毛細胞の電気信号は前庭神経を介して脳に伝達され、姿勢制御や運動の調節に利用されます。

5. 味覚と嗅覚

　味覚は味を、嗅覚はにおいを感知する感覚ですが、どちらも受容器細胞の細胞膜表面に存在する受容体がその機能を担っています。受容体は細胞膜上あるいは細胞内に存在し，さまざまな分子と結合して細胞機能に変化を生じさせるタ

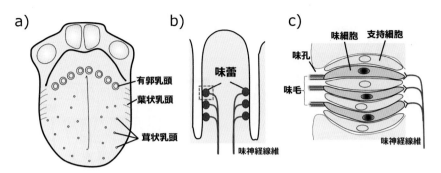

a) 舌表面の舌乳頭　b) 有郭乳頭および葉状乳頭の拡大図　c) 味蕾の構造（b赤枠の拡大図）

図6　味覚器官

ンパク質であり、特定の物質とだけ結合するという特徴をもっています。感覚受容器で受容体がどのように活用されているかについて見ていきましょう。

　味覚は舌表面の舌乳頭に分布する味蕾（みらい）という味細胞が集まった器官により感知されます（図6a、b）。図6c に示したように味細胞は味孔から味毛と呼ばれる細い微線毛を口腔側に伸ばしています。味毛には味物質に反応する味覚受容体が存在し、溶けた味物質がそれに対応した受容体に結合することで、味細胞が活動電位を発生し、神経線維を通じて脳に伝達されて味を判断します。味は塩味、甘味、酸味、苦味、そしてうま味の5つの基本味が混合して生じます。

　嗅覚の受容器は鼻腔の内面を覆う鼻粘膜の天井部分に存在する嗅上皮に存在します（図7a）。図7b は嗅上皮を拡大したものですが、においを感知する嗅覚受容体は嗅細胞が鼻腔粘膜上に伸ばす嗅小毛に分布し、空気を吸い込んだ時に共に侵入したにおい物質と結合することで、嗅細胞に活動電位を発生させます。活動電位は嗅球、嗅索を経て脳に伝達され、においとして判別されます。ヒトは約400種類の嗅覚受容体をもつといわれていますが、その組み合わせは無限であり、そのため数十万種類あるといわれるにおい物質を嗅ぎ分けることができるのです。

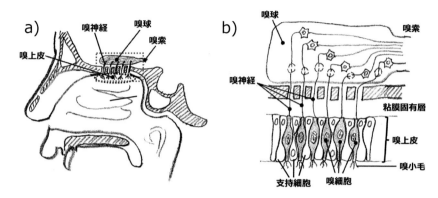

a) 鼻腔の正中断　　b) 嗅上皮と嗅覚伝導路（赤枠の拡大図）

千田隆夫、山口瞬、小川名美："56のクエスチョンでひも解くヒトのからだ",アドスリー（2022）

図7　嗅覚器官

6. おわりに

　外界のさまざまな現象を感知するため、感覚システムはそれぞれ特殊な構造をしていると思われがちですが、すべての感覚は共通する3つの部品から構成されています。本項では情報を受容する「受容器」を中心に紹介しましたが、情報を伝える「感覚神経」、情報を処理する「中枢神経（脳）」の3つを整理して憶えることが、感覚システムを理解するうえで重要です。

【参考文献】

1) マティーニ　FH・マッキンリー MP 他："カラー人体解剖学 構造と機能：ミクロからマクロまで」 西村書店（2003）.
2) 貴邑 冨久子・根来 英雄："シンプル生理学 改訂第8版",南江堂（2021）.
3) 岡田 隆夫・鈴木 敦子他編："標準理学療法・作業療法学 専門基礎分野　生理学 第5版",医学書院（2018）.
4) 本間 研一："標準生理学　第9版",医学書院（2019）.
5) 千田隆夫・山口 瞬・小川名美："56のクエスチョンでひも解くヒトのからだ",アドスリー（2022）.

【5章問題】

問1 水晶体は、眼球に入ってきた光を屈折させることができる。

問2 視物質は、タンパク質とビタミンAから合成される。

問3 網膜の錐体細胞は、色を感知する。

問4 網膜での視覚情報は、光受容器から神経節細胞へ直接伝達される。

問5 鼓膜は、中耳と内耳の間に存在する。

問6 内耳には耳小骨が存在し、鼓膜の振動を増幅する。

問7 半規管内は、静脈血で満たされている。

問8 前庭神経は、聴覚情報を中枢へ送る神経である。

問9 味覚受容器は、舌表面の舌乳頭に分布する味蕾にある。

問10 嗅覚受容器は、鼻腔内の鼻粘膜に存在する嗅球にある。

6 骨格系

湘南医療大学保健医療学部リハビリテーション科　柴田　昌和

Key words | 骨 / 関節 / 骨吸収 / カルシウム / リモデリング

　骨の機能には、①支柱としての機能、②臓器の保護機能、③カルシウム代謝機能、④造血機能、⑤運動器としての機能など多くの働きがあります。このほかに、実は骨はいろいろなメッセージも送ってくれます。例えば、遺跡から発掘された骨からの性別の判定や、手には**手根骨**という**8個**の骨がありますが、骨化する順番があり、小児の年齢特定を知るうえでも重要になります。さらに、近代の研究では、骨から分泌されるホルモンの**オステオカルシン**は脳の海馬

しばた　まさかず
柴田　昌和　　　　　　　　　　　　　　　　　　**Author** 著者

湘南医療大学保健医療学部リハビリテーション科 教授
2001年 昭和大学医学研究科生理系第二解剖学専攻博士（医学）、2002年昭和大学医学部第二解剖学教室副主兼務・保健医療学部兼担講師、2005年神奈川県立保健福祉大学保健福祉学部人間総合・専門基礎専任講師、2007年神奈川県立保健福祉大学保健福祉学部人間総合・専門基礎専任准教授
【現職】2007年神奈川県立保健福祉大学大学院保健福祉学専攻リハビリテーション領域専任准教授、2015年 湘南医療大学保健医療学部リハビリテーション学科理学療法専攻専任教授、2019年 湘南医療大学大学院 保健医療学研究科保健医療学専攻（修士課程）専任教授兼任【専門】肉眼解剖、運動器、神経系の解剖学一般の研究【研究・関心事】Nuclei of the human raphe. Morphmetric and Faunctional Correletion of Human Neuronal Somata:Pyramidal Motor, Special Sensory and General Sensory Systems. Evaluation of the spinal cord white matter. **中殿筋・小殿筋の研究、レオナルド・ダ・ヴィンチから学ぶ医学〜解剖学からみる体のしくみ〜（現在はレオナルド・ダ・ヴィンチの研究も行っている）**、【成果、受賞歴、学会での役職、著作】管理栄養士合格指導講座演習問題集 人体の構造と疾病 人体の構造と機能および疾病の成り立ち、『呼吸器系の構造と機能および疾病』(2009)、『人を知る、人を測る』インデックス出版（2010）
【研究室URL】https://sums.ac.jp/html/department/pt/teacher110.html

に指令を送り記憶力をアップすることや、**オステオポンチ**というホルモンは、免疫力をあげ若さを保つことにも関与しているとの報告もあります。

1. 骨格系の形態

1）軟骨組織と骨組織

①軟骨組織は軟骨芽細胞と軟骨基質からなり、この基質成分によって3つに分けられます。

・硝子軟骨：ガラスのように見える軟骨で、肋軟骨、関節軟骨、気管、気管支などがあります。

・弾性軟骨：弾性線維を多く含み弾力性のある軟骨で、耳介軟骨、喉頭蓋軟骨などがあります。

・線維軟骨：コラーゲン線維を含む軟骨で、椎間円板、恥骨結合などがあります。

②骨組織は人体の中で最も高度に分化した組織で、骨細胞、骨線維、骨基質（プロテオグリカンや骨塩）から構成されています。（図1）

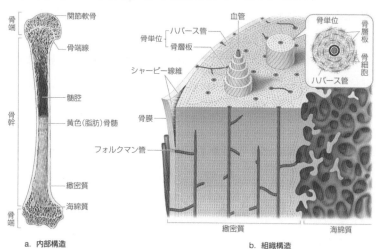

図1　骨組織の構造
a. 長骨の内部構造で、髄腔と海綿質には骨髄が入っている。
b. 骨の組織構造で、緻密質には骨単位（オステオン）が集まっている。

医学書院 専門基礎分野 解剖生理学 から引用

2) 骨の構造

①**骨膜 periosteum**：骨膜は２層からなり、神経や血管が分布しています。骨の保護、栄養供給、痛みの感知、治癒を行っています。実は、骨膜がないと骨折した部位の治癒が難しくなります。また、骨膜は関節にはありません。

②**緻密質（緻密骨）compact substance**：骨組織が同心円状に形成され、オステオンと骨層板からつくられています。また、オステオンは鉛筆の芯を抜いたような構造で骨単位またはハバース系とも呼ばれます。このオステオンの数が多いほど骨は「曲げ」に対する強さを生み出します。

③**海綿質（海綿骨）spongy substance**：骨内部の網目状（スポンジ状）の構造で、外力を受けて骨梁を形成骨の強化にも関連します。

④**骨の栄養する血管**：緻密質内には縦軸方向に延びるハバース管と横軸方向に延びるフォルクマン管があります。両管の中を血管が通っています。

⑤**骨髄 bone marrow**：骨幹の内腔や海綿質の隙間をみたしている軟組織で細網構造をなしています。赤色骨髄は造血を営み、黄色骨髄は脂肪が主に集まっています。

＊豆知識：子供の場合は全身の骨で造血しており、大人の場合は体温の高い部位の骨（胸骨、肋骨、椎骨、腸骨）で造血を行っています。

3) 骨の成長と形成

①**軟骨性骨化**：軟骨が骨化します。このような形式の骨を置換骨または軟骨性骨といいます。ほとんどの骨は軟骨性骨化です。

②**結合組織性骨化**：膜や靱帯などの結合組織が骨化します。このような形式の骨を付加骨または、膜性骨と呼び、頭蓋冠の骨（前頭骨、頭頂骨など）と鎖骨があります。

③**骨の形成**：**骨芽細胞、骨細胞**で骨を形成し、これを壊していく**破骨細胞**があります。

＊『骨のリモデリング』とは、破骨細胞が古くなった骨を壊し（骨吸収）、壊された部位に骨芽細胞がくっつきカルシウムを取り込み骨細胞となり（骨形成）新しい骨を作ります。1つの骨がこのサイクルで入れ替わるには約3～4ヵ月かかり、全身の骨が入れ替わるには3～5年程かかります。（図2）

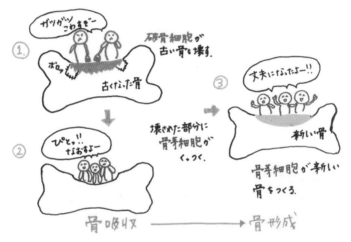

図2　骨のリモデリング⇒骨吸収と骨形成

4) **骨の種類**：人体の骨の数は成人では206個あり、これらの骨は形と大きさにより、大きく6つに分類されます。

①長骨（長管骨）：文字通り、長い骨で、体重を支えたり、動きを促進したりします。また、内部は管腔状で骨髄が入っています。

　例：指骨、上腕骨、橈骨、尺骨、大腿骨、脛骨、腓骨など

②短骨：短い骨というよりも立方体の骨で手や足にあり、衝撃吸収やアーチ形成の働きがあります。

　例：手根骨（8個）、足根骨（7個）など

③扁平骨：平たい骨です。脳などの臓器を保護します。

　例：肩甲骨、腸骨、肋骨、胸骨など

④含気骨：骨の中に空気の入った空洞のある骨です。

　例：前頭骨、蝶形骨、篩骨、上顎骨など

⑤種子骨：筋肉や腱の中に埋め込まれた骨で、腱を強化します。

　例：膝蓋骨（大腿四頭筋腱の中にあり、膝のお皿といわれている骨です）

⑥不規則骨：文字どおり不規則な形をした骨で多様な働きをもっています。

　例：椎骨（せぼね）、顔面の骨（下顎骨、頬骨、鼻骨）など

5) **骨の結合**：不動性結合と可動性結合にわけられます。可動性結合がいわゆ
　る**関節**です。

①不動性結合には3つあります。

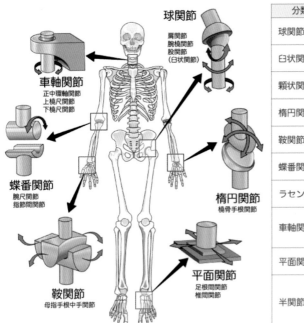

分類	関節名	関節名
球関節	肩関節, 腕橈関節	多軸性関節
臼状関節	股関節	多軸性関節
顆状関節	膝関節, 中手指節関節	2軸性関節
楕円関節	橈骨手根関節	2軸性関節
鞍関節	母指の手根中手関節	2軸性関節
蝶番関節	腕尺関節, 指節間関節	1軸性関節
ラセン関節	距腿関節	1軸性関節
車軸関節	上橈尺関節, 下橈尺関節, 正中環軸関節	1軸性関節
平面関節	椎間関節, 足根間関節	2軸性関節
半関節	仙腸関節, 脛腓関節, 手根中手関節, 手根間関節	―

図3　関節の分類

OpenStax, Anatomy & Physiology, 2013

1) 縫合⇒冠状縫合、矢状縫合、ラムダ縫合（人字縫合）、鱗状縫合などがあります。（図6）

2) 軟骨性結合⇒恥骨結合、骨間膜などがあります。

3) 骨性結合⇒仙骨（5個の仙椎が結合）、寛骨（腸骨・坐骨・恥骨が結合）などがあります。

②**関節の分類**：関節を大きく分けると1軸性（蝶番関節・車軸関節など）、2軸性（楕円関節・鞍関節等）、多軸性の関節（球関節・臼関節など）の種類があります。（図3）

2. 主な骨の名称と位置 （図4、図5）

1) **頭蓋骨**：15種23個の骨で構成されており、神経頭蓋と内臓頭蓋に分けられます。

部位		骨の名称
頭蓋	神経頭蓋	前頭骨・頭頂骨・後頭骨・側頭骨・蝶形骨・篩骨
	内臓頭蓋	鼻骨・鋤骨・涙骨・下鼻甲介・上顎骨・口蓋骨・頬骨・下顎骨・舌骨
体幹	脊柱（せぼね）	頚椎：第1～第7頚(C1～C7) 胸椎：第1～第12胸椎(T1～T12) 腰椎：第1～第5腰椎(L1～L5) 仙椎：第1～第5仙椎(S1～S5) 尾骨Co1
	胸郭（むね）	（胸椎：第1～第12胸椎） 胸骨（胸骨柄・胸骨体・剣状突起） 肋骨（第1～第12肋骨）
体肢	上肢帯	鎖骨・肩甲骨
	上腕（二のうで）	上腕骨
	前腕（うで）	橈骨・尺骨
	手	手根骨（舟状骨・月状骨・三角骨・豆状骨・大菱形骨・小菱形骨・有頭骨・有鈎骨）
	中手骨	第1～第5中手骨
	指骨	基節骨・中節骨・末節骨（母指の中節骨は欠損）
	下肢帯	寛骨（腸骨・坐骨・恥骨）
	大腿（ふともも）	大腿骨
	下腿（すね）	脛骨・腓骨・膝蓋骨
	足	足根骨（距骨・踵骨・舟状骨・内側楔状骨・中間楔状骨・外側楔状骨・立方骨）
	中足骨	第1～第5中足骨
	趾骨	基節骨・中節骨・末節骨（母指の中節骨は欠損）

図4　人体の骨の名称

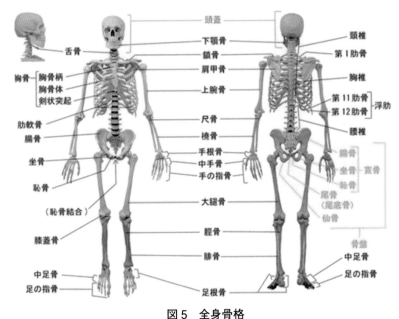

図5　全身骨格

Takatsu-chiro.com より引用

＜頭蓋骨の特徴＞

①頭蓋骨は**縫合**により連結し、冠状縫合、矢状縫合、ラムダ縫合、鱗状縫合
　などがあります。

②**泉門**は出産時に産道を通過するときに、胎児の頭部を狭める部位で、大泉
　門、小泉門、前側頭泉門、後側頭泉門などがあります。（**図6**）

③蝶形骨には下垂体を入れる**トルコ鞍（下垂体窩）**があります。

④副鼻腔は一部の頭蓋骨にあいた空洞（前頭洞・蝶形骨洞・篩骨洞・上顎洞）
　で骨の分類では含気骨になります。また、副鼻腔は鼻腔に通じて、この部
　位が炎症を起こすと副鼻腔炎で、ここに膿を形成したものが蓄膿症です。
　（**図7**）

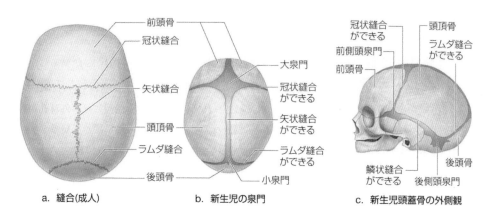

図6　泉門と頭部の代表的縫合

胎児は産道を通る時にこれらの泉門を摺合せて通過する。また、大泉門は1年～
1年半で、小泉門と前後の側頭泉門は6か月から1年で閉鎖する。

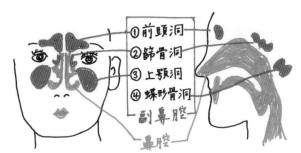

図7　副鼻腔と鼻腔

副鼻腔は含気骨に分類され、鼻腔とつながっている。
ここに炎症が起こるのが副鼻腔炎で膿が形成されたものが蓄膿症です。

2) 脊柱と胸郭

①脊柱は頚椎（頚の骨）7個、胸椎（胸郭の骨）12個、腰椎（腰の骨）5個、
仙骨（仙椎5個が骨結合して1個になったもの）、尾骨（2～5個の尾椎
が骨結合して1個）からなります。

とくに頚椎には第1頚椎を環椎、第2頚椎を軸椎、第7頚椎を隆椎と呼
びます。首の回転運動は環椎と軸椎がメインで行われます。ちなみにですが、

哺乳類の多くは頚椎が7個です。したがって、キリンやクジラも首の骨は7個です。例外は、ナマケモノという動物で頚椎が6個しかありません。

②胸郭は12個の胸椎と1個の胸骨（胸骨柄、胸骨体、剣状突起が骨結合）と12対の肋骨および肋軟骨で構成され心臓や肺などの保護として働きます。

3) 上肢の骨

上肢骨は上肢帯（鎖骨・肩甲骨）と自由上肢の上腕（上腕骨）、前腕（橈骨・尺骨）、手（手根骨・中手骨・指骨）で構成されます。前腕に橈骨と尺骨の2本の骨があることで、手の回内・回外運動が可能となります。また、手首の部分には手根骨が片側8個あり、それぞれに名前がついています。（図8）

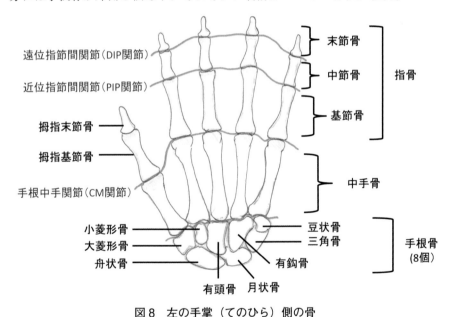

図8　左の手掌（てのひら）側の骨

4) 下肢の骨

　下肢骨は下肢帯の寛骨（腸骨・坐骨・恥骨）と自由下肢の大腿（大腿骨）、下腿（脛骨・腓骨）、足（足根骨・中足骨・趾骨）と膝蓋骨で構成されます。足にも手根骨と同様に足根骨がありますが、こちらは片側 7 個で、それぞれ名称がついています。また、足には医学的に重要な**ショパール関節**や**リスフラン関節**があります。（図 9）

5) 骨盤

　骨盤は左右の寛骨（腸骨・坐骨・恥骨）と仙骨と尾骨より構成されています。

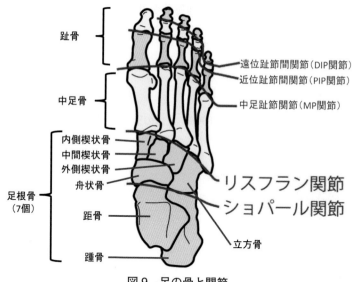

図 9　足の骨と関節
リハ辞典＋〜リハビリ（理学療法）の総合コンテンツ一部改変

3. 骨とカルシウムの調整

　甲状腺から分泌するカルシトニンは血液中のカルシウムを骨に取り入れ、血液中のカルシウム濃度を下げます。また、上皮小体（副甲状腺）から分泌するパラソルモンは骨の中にいる破骨細胞を刺激し、骨を壊し血液中内にカルシ

ウムを放出し、血液中のカルシウム濃度を上げます。両者と女性ホルモン（エストロゲン）の働きで血液中内のカルシウム濃度をコントロールします。血液中内のカルシウムは、神経の伝達や筋の収縮に重要な働きをしています。

　＊ここで、「**骨吸収**」という言葉を覚えておきましょう！（**図2**）
　　骨吸収とは骨の中にあるカルシウムを壊して血液中内にカルシウムを放出することです。したがって、<u>パラソルモンは骨吸収**促進**にはたらきます</u>。また、逆に<u>カルシトニンは骨吸収**抑制**にはたらきます</u>。カルシトニンとパラソルモンの拮抗作用と、女性ホルモン（エストロゲン）の働きで血液中内のカルシウムのバランスを保ち、骨の強度を調整しています。女性の場合、閉経するとエストロゲンが減少し、このバランスが崩れて**骨粗鬆症**を起こしやすくなります。

【参考文献】

1）坂井建雄：“専門基礎分野 解剖生理学 人体の構造と機能1”, p.283-355, 医学書院（2022）.
2）内山安男著：“新体系看護学 第1巻 解剖生理学”, p.293-361, メヂカルフレンド社（2017）.

【6章問題】

問1 下図は、人体骨格の模式図である。
橈骨はどれか。1つ選べ。

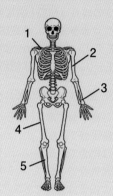

問2 腕尺関節は、関節の分類ではどれか。1つ選べ。

1. 球関節
2. 臼（状）関節
3. 楕円関節
4. 蝶番関節
5. 鞍関節

問3 骨盤を構成しない骨はどれか。1つ選べ。

1. 腰椎
2. 腸骨
3. 坐骨
4. 恥骨
5. 仙骨

問4 骨吸収を促進するホルモンはどれか。1つ選べ。

1. パラソルモン
2. カルシトニン
3. プロラクチン
4. エストロゲン
5. アンドロゲン

問5 骨について誤っているものはどれか。1つ選べ。

1. 骨の長さの成長は骨端と骨幹の間の骨端軟骨で起こる。
2. 骨の太さの成長は髄腔と緻密骨を分ける骨内膜で起こる。
3. 骨組織には骨芽細胞、骨細胞、破骨細胞がある。
4. 骨のリモデリングには重力による骨格へのストレスが関与する。
5. 骨のリモデリングでは骨芽細胞が骨形成する。

問6 骨の分類で、誤っているのはどれか。1つ選べ

1. 膝蓋骨は種子骨である。
2. 胸骨は扁平骨である。
3. 手根骨は短骨である。
4. 椎骨は含気骨である。
5. 手の指の指骨は長骨である。

問7 骨組織について誤っているのはどれか。1つ選べ。

1. 骨膜は2層構成からなる。
2. 緻密質はオステオンと骨層板よりなる。
3. フォルクマン管には血管が通る。
4. 線維軟骨のひとつに関節軟骨がある。
5. 軟骨が骨化したものを置換骨と呼ぶ。

問8 人体の骨について誤っているものはどれか。1つ選べ。

1. 頚椎は5個よりなる。
2. 手根骨は8個よりなる。
3. 頭部にある大泉門は前頭骨と頭頂骨の交点にある。
4. 副鼻腔は鼻腔につながる。
5. ショパール関節は足根骨の間で構成される。

7 筋系

星薬科大学薬学部　竹ノ谷 文子

Key words 3種類の筋（骨格筋、心筋、平滑筋）の特徴、及びその収縮機構と神経支配

　ヒトの身体や内臓の運動は筋肉で行われており、それを構成する異なる3つの種類の組織である骨格筋、心筋、平滑筋に分類されます。それぞれの構造や働きを表1に示します。以下にそれぞれの筋組織についての詳細を解説します。

表1　骨格筋、心筋、平滑筋のさまざまな特徴

	骨格筋	心筋	平滑筋
存在部位	骨に付着	心臓壁	内臓・血管
形 状	円筒形	網目構造	紡錘形
細胞の大きさ	径：30〜150μm	径：3〜20μm	径：10〜30μm
	長： 長い	長：50〜100μm	長：20〜400μm
横紋筋構造	あり	あり	なし
筋 節	あり	あり	なし
核	多 核	単 核	単 核
ミトコンドリア	多 い	多 い	少ない
自動性	なし	特殊心筋にあり	ペースメーカー細胞にあり
疲労度	しやすい	しにくい	しにくい
細胞間伝導	な し	あり	あり
筋小胞体	よく発達	発達していない	発達していない
T管の構造	あり	心房筋 なし	なし
		心室筋 あり	
Ca^{2+}結合タンパク質	トロポニンC	トロポニンC	カルモジュリン
運動ニューロン	随意筋	不随意筋	不随意筋
	あり	あり	な し
神経支配	運動神経	自律神経（調節のみ）	自律神経
再生能力	限定される 筋衛星細胞	制限される	高 い ペリサイト （周皮細胞）

1. 骨格筋

　体重の約半分を占める骨格筋は筋細胞で構成されていますが、その筋細胞は別名として筋線維と呼ばれます。つまり、骨格筋は筋線維の集合体ということになりますが、全身には、さまざまな大きさの骨格筋が約650個ほど存在しています。

　骨格筋の細胞は大きく、横紋をもつ円筒状の形状で、多核をもつなどの特徴があり腱を介して骨につながります。また、成体の骨格筋は衛星細胞の分裂により、新しい筋線維を作り出します。さらに骨格筋は運動神経の刺激により、収縮して運動が起こる随意筋でもあります。

　骨格筋は筋上膜、筋周膜、そして筋内膜の3種の膜で構成されています。1本の骨格筋細胞には数百から数千の筋細線維が含まれています。また、筋細線

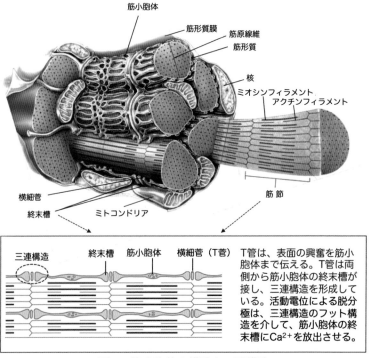

図1　筋小胞体の構造と三連構造

維は筋細糸の束から成りますが、主にアクチンタンパク質とミオシンタンパク質からできています。アクチンフィラメントは細く、ミオシンフィラメントは太い筋細糸であり、両者は規則的に並んで特徴的な横紋構造を作り、サルコメア（筋節）という単位を形成しています。筋収縮は、すなわち、サルコメアの長さが短縮することを意味します。

　筋節には、いくつかの構成要素がみられます。まず、筋節の両端をZ板といい筋節を区分しています。また、ミオシンフィラメントとアクチンフィラメントが重なる暗い部位は筋節の中心的な位置でA帯と呼ばれ、ミオシンフィ

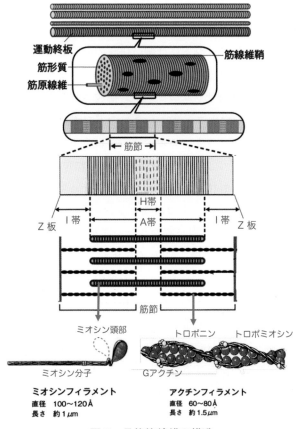

図2　骨格筋線維の構造

ラメントの全長を示します。また、重ならない細いアクチンフィラメントだけの部位で明るくみえる領域をＩ帯と呼び、それぞれのＩ帯の中心をＺ板が仕切ります。Ａ帯の中心部の狭い部位で、太いミオシンフィラメントだけの領域をＨ帯といい、そのＨ帯の中心部位はＭ線と呼ばれます。太い筋細糸のミオシンフィラメントは棒状の形状をしており、２つの頭部をもちます。この頭部には、アクチンフィラメントに結合する部位とATPをADPとリン酸に分解する際にエネルギーを放出させるATPaseが存在しています。一方、細い筋細糸のアクチンフィラメントは、アクチン、トロポニン、トロポミオシンのタンパク質で構成されています。アクチンフィラメントはＺ板に固定された形で、２本の球状のアクチン分子のＧアクチンが螺旋状に連なった形状をしています。また、アクチンフィラメントには細い紐状の筋収縮調節タンパク質のトロポミオシンが巻き付いた構造を形成しています。さらにアクチンの約75nmの間隔毎に３つのタンパク質サブユニットから構成されるトロポニンＣ（TnC）、トロポニンＩ（TnI）、トロポニンＴ（TnT）のトロポニン複合体が位置しています。通常、このトロポニンとトロポミオシンはトロポニン‐トロポミオシン複合体を形成し、アクチン分子の２重螺旋の周りに位置して、アクチンとミオシンの結合を阻止し、骨格筋が弛緩した状態になっています。しかし、Ca^{2+} がトロポニンＣと結合すると、トロポミオシン‐トロポニン複合体の立体配置が変化し、アクチン露出の抑制が解除され、ミオシンがアクチンへ滑り込むことが可能になります。その後、ATPのミオシン頭部との結合によりアクチンとミオシンが離れていきます。ミオシン頭部のATP加水分解により、ATPがADPとリン酸に分解されると、そのエネルギーを利用して、ミオシン頭部が傾き、前に結合部位よりもＺ帯寄りのアクチン分子に結合してクロスブリッジを形成します。さらにリン酸が離れるとミオシン頭部の傾きは元に戻るために線維は引っ張られてパワーストロークが起きます。このようにアクチンが動かされますが、単回ではアクチンの動きはわずかであることから、さらに屈

曲と解離が繰り返し起こされ、アクチンが移動します。再度、ミオシン頭部がATPと結合し、そのエネルギーを利用してアクチンと離れ、形成された架橋が離れます（弛緩）（ミオシンとアクチンの架橋が形成されると、次のATPの結合までは架橋は形成されたままになります）。

一方、AChがアセチルコリンエステラーゼ（AChE）によって分解されると活動電位の発生が止まります。次に筋小胞体にCa^{2+}が流入すると、筋形質のカルシウムイオン濃度が減少します、そしてCa^{2+}が通常の静止期の値になると、ミオシン頭部の活性部位にトロポニン−トロポミオシン複合体が元の状態に戻り、ミオシン頭部の活性部位が覆われた形になり、ミオシンとアクチンは架橋ができなくなり、離れます。このように架橋できなくなるとミオシン頭部の首振り運動はされず、骨格筋の収縮が終わって弛緩が起こります。

2．骨格筋の神経支配

骨格筋の収縮は随意運動によって調節されていますが、その動きは筋組織に分布する運動神経によりコントロールされています。その運動神経の細胞体は脊髄前角に存在し、その神経線維は脊髄前根を通って錐体交差をせずに骨格筋に伝達されます。そして運動神経が骨格筋にシナプスを形成しますが、そのシナプス形成部位を神経筋接合部といいます。筋線維の中央あたりには1つの神経筋接合部がありますが、シナプス終末は骨格筋線維の運動終板と結合をしています。一本の運動神経により、筋線維群は支配されて、同時に刺激されますが、このように、一つの運動ニューロンが支配する筋線維の集団を「運動単位」と呼び、一つの機能単位を構成しています。また1本の運動神経とそれによって支配されている筋線維数は1から数千と部位によって異なります。

活動電位が神経終末に到達し、電位依存性Ca^{2+}チャネルが開口し、終末部の運動神経終末からAChが遊離し、運動終板のニコチン性アセチルコリン受容体に結合します。すると筋形質膜が脱分極して活動電位が発生し、筋線維を

覆っている筋小胞体に興奮が伝わっていきます。この筋小胞体の表面上には横行小管（T管）と呼ばれる凹んだ細い管が存在しますが、このT管を通じて活動電位の興奮が広がっていきます。また、筋小胞体の両隣は終末槽と呼ばれるふくらんだ部位になっており、三連構造が形成されCa^{2+}が貯蔵されていますが、活動電位がT管を通じて細胞内に入ってくると、T管に存在するジヒドロピリジン（DHP）受容体の電位センサー部が移動します。そして、筋小胞体に存在するリアノジン受容体のCa^{2+}放出チャネルが開き、Ca^{2+}が筋小胞体から細胞質に放出され、ミオシンとアクチンの滑り込み（架橋）が形成され、筋収縮が起こります。一方、膜電位が静止状態になると、電位センサー部分は元に戻り、Ca^{2+}放出チャネルは閉じ、Ca^{2+}ポンプにより、Ca^{2+}は筋小胞体に取り込まれ、筋肉は弛緩した状態になります（図3）。

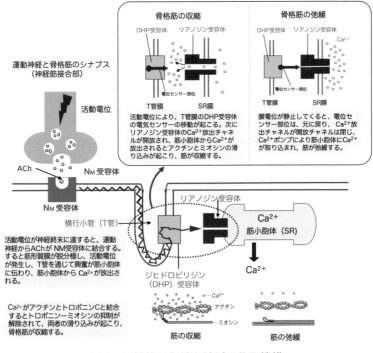

図3　骨格筋の収縮と弛緩の作用機構

3. 心 筋

　心筋の細胞は骨格筋よりも小さく、一つの核をもち横紋構造を形成します。心筋細胞は枝分かれをする網目状の構造を形成していますが、特徴的な構造物である介在板が存在します。この介在板は線維を束ねる接着斑の役割と、活動電位を心筋線維から他の心筋線維に伝えるギャップ結合の役割があります。このギャップ結合により、それぞれの心筋細胞が同調して収縮することを可能にし、さらに心筋組織は骨格筋よりも長く収縮することが可能になります。

　さらに、心臓は神経の刺激ではなく、不随筋である刺激伝達系のペースメーカー細胞の刺激により、収縮が起こって心拍数が維持されます。また心筋細胞には自動性もあります。心筋線維の表面には活動電位発生に関わる電位依存性イオンチャネル、交換輸送体、ポンプなどの心筋機能の調節にはたらく β アドレナリン受容体などの膜タンパク質が存在します。

　また、心筋は骨格筋と同様に細胞膜が凹んだ T 管や筋小胞体も観察されますが、骨格筋ほどは発達していません。さらに心筋の筋小胞体の膜上には骨格筋と同じようにリアノジン受容体が存在し、T 管の膜上には L 型 Ca^{2+} チャネルである DHP 受容体がみられます。しかし、心筋線維には骨格筋にあるような三連構造は観察されません。

　また、心筋にはプラトー相が存在することにより、活動電位の時間を長く維持しています。また、固有心筋はプラトー相の L 型 Ca^{2+} チャネルを介した細胞外から細胞内の Ca^{2+} 流入により、筋小胞体からの細胞質 Ca^{2+} 放出を増加させるという特徴的な機構が存在します。心筋の収縮は Ca^{2+} 濃度の上昇がアクチン線維のトロポニン C を結合させ、ミオシンとアクチンの架橋により筋収縮が起こり、Ca^{2+} の濃度低下によって筋弛緩が起こるという筋収縮は骨格筋と同じ機構になります。

　一方、心筋は自律神経の支配を受けていることから、心臓収縮の程度は交感神経の刺激により異なります。その交感神経から分泌されるノルアドレナリン

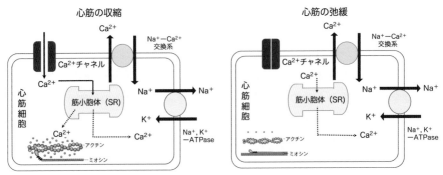

図4　心筋の収縮と弛緩の作用機構

が心筋細胞の β 受容体に結合し、細胞内のサイクリック AMP 濃度を上昇させて、A キナーゼの酵素活性化を起こします。また、DHP 受容体は A キナーゼによりリン酸化され、細胞外からの Ca^{2+} 流入が増加し、小胞体上のリアノジン受容体が強く活性することから、その結果、小胞体内の Ca^{2+} 濃度もさらに増加します。

　また心筋の筋小胞体の膜には Ca^{2+} ポンプ活性を低下させるホスホランバンというタンパク質が存在します。そのホスホランバンが A キナーゼまたは G キナーゼによりリン酸化されると Ca^{2+} ポンプから外れます。また細胞内で増加した Ca^{2+} の一部は、細胞膜上の Na^+–Ca^{2+} 交換体や Ca^{2+} ポンプによって細胞外に流出されます（図4）。

4. 平滑筋

　平滑筋の収縮は自律神経の支配を受けて収縮をし、内臓や血管の壁などに存在し、紡錘形で一つの核をもちます。また、骨格筋と同様に平滑筋にはミオシンフィラメントとアクチンフィラメントが存在します。しかし、細胞内では、骨格筋のように規則的な配置がみられないことから横紋は観察されません。平滑筋は損傷をしても、毛細血管の血管内皮細胞に接着して毛細血管の構造を安

定化させるペリサイト（周皮細胞）細胞があることにより、高い再生能力を有しています。

5. 平滑筋の収縮・弛緩機構

　平滑筋の筋小胞体は骨格筋に比べると、構造の発達は劣りますが、平滑筋も骨格筋と同様に細胞内の Ca^{2+} 濃度の上昇によって筋収縮が行われます。平滑筋の細胞膜は電位依存性 Ca^{2+} チャネルや受容体依存性 Ca^{2+} チャネルが存在し、刺激に応じてこれらの Ca^{2+} チャネルを介して、細胞外から細胞内へ Ca^{2+} が流入します。その Ca^{2+} 濃度上昇には２つの機構が存在します。一つの系は、自律神経によるシナプスまたは脱分極によって閾値に達した際に、筋細胞膜の変化が生じ、筋膜上の電位依存性 Ca^{2+} チャネルが開口し、細胞外から細胞内に Ca^{2+} が流入し、Ca^{2+} 濃度が上昇します。その後、Ca^{2+} が筋小胞体のリアノジン受容体に作用して Ca^{2+} の放出を促進させます。２つ目の系としては、筋細胞膜の Gq タンパク質共役型受容体に作動物質が結合し、Gq タンパク質の活性化により、ホスホリパーゼ C が活性化します。するとホスホリパーゼ C は、細胞膜のホスファチジル三リン（IP_3）とジアシルグリセロールに加水分解します。そして細胞内に遊離した IP_3 は筋小胞体上の IP_3 受容体に結合して筋小胞体から Ca^{2+} を放出し筋収縮が起きるという系です。

　平滑筋のアクチンフィラメントにはトロポニンはなく、Ca^{2+} はカルモジュリンと結合して Ca^{2+}-カルモジュリンの複合体をつくり、ミオシン軽鎖キナーゼをリン酸化させます。リン酸化されるとその後、ミオシンはアクチン分子に作用し、滑り込みを行って筋収縮を引き起こします（**図5**）。

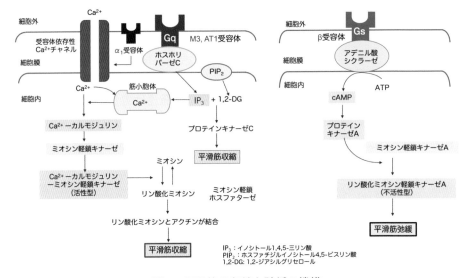

IP$_3$：イノシトール1,4,5-三リン酸
PIP$_2$：ホスファチジルイノシトール4,5-ビスリン酸
1,2-DG：1,2-ジアシルグリセロール

図 5　平滑筋の収縮と弛緩の機構

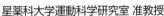

たけのや ふみこ
竹ノ谷 文子　　　　　　　　　　　　　　　　　　**Author 著者**

星薬科大学運動科学研究室 准教授
【学歴・職歴】
平成 2 年 3 月　　星薬科大学体育学研究室 助手
平成 19年 4 月　　星薬科大学運動生理学研究室 講師
平成 22年 4 月　　星薬科大学運動科学研究室 准教授 現在に至る
【所属学会】
日本アロマセラピー学会（副理事長・常任理事・評議員）スポーツアロマ部会長
日本糖尿病動物肥満学会（理事・評議員）、ヨーロッパスポーツ医学会、日本体力医学会、日本体育学会
【研究テーマ】
摂食調節関連ペプチドの機能形態学的解析、生理活性ペプチドの機能解析
香りと運動を併用した新規運動療法の開発、メディカルアロマセラピー
講義内容：スポーツセラピー、スポーツ科学、スポーツ解剖学、体育実技、スポーツ実技、基礎演習、
基幹教育演習、大学院講義、世界の統合医療とメディカルアロマセラピーなど。

【7章問題】

問1 筋肉は骨格筋、心筋と平滑筋に分類され、骨格筋と心筋は横紋筋に含まれる。

問2 骨格筋と心筋は、いずれも運動神経により支配される。

問3 心筋と平滑筋は、いずれも細胞間伝導がみられる筋肉である。

問4 骨格筋の収縮に必要な Ca^{2+} の細胞質への遊離には、筋小胞体膜のリアノジン受容体が関与する。

問5 平滑筋細胞内の Ca^{2+} 濃度が上昇すると、Ca^{2+} はトロポニンへの結合を介して筋収縮を起こす。

問6 心筋では細胞外から流入した Ca^{2+} が収縮に関与する。

問7 前腕の筋を屈曲させる場合、上腕二頭筋が原動筋として作用し、上腕三頭筋が拮抗筋として作用する。

問8 横隔膜、外肋間筋、内肋間筋は肩関節を強化して安定化させる筋である。

問9 大腿四頭筋は大腿骨、脛骨、腓骨を動かす筋である。

問10 鼠径ヘルニアとは小腸の一部が突出する腹膜鼠径部の部分破裂のことである。

8 循環器系

獨協医科大学解剖学講座　徳田 信子

Key words　心臓・血管系と体液循環 / 心臓の構造と機能、及び興奮と心電図 / 主な血管の名称と位置 / 腹部血管系とその循環経路（門脈循環）/ 血圧とその調節機構、血圧の測定法 / 血液の組成及び造血 / 血液型とその不適合 / 血液凝固・線溶系

1. 血液は何をしている？─血液の組成と各成分の機能及び造血─

　血液は、私たちの身体の状態を一定に保ってくれています。いわゆる、恒常性（ホメオスタシス）の維持です。血液には、細胞成分（血球）と液体成分とがあり、それぞれの役目を果たしています。血球のうち、赤血球は酸素の運搬、白血球は免疫、血小板は止血の機能を担っています。液体成分である血漿にはタンパク質や電解質などが含まれており、血圧の維持や pH の調節を行っています。全身にはりめぐらされている血管によって、細胞に必要な物質が届けられます。そして、細胞の活動によって生じた老廃物は血管によって回収されるのです。

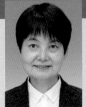

とくだ のぶこ
徳田 信子　　　　　　　　　　　　　　　　　　**Author** 著者

獨協医科大学解剖学講座 教授

山口大学医学部医学科卒。山口大学大学院医学系研究科器官解剖学分野准教授、同保健学専攻教授を経て、2018年 獨協医科大学解剖学マクロ講座教授、2021年 獨協医科大学解剖学講座教授。
【専門】解剖学、免疫学。
【研究テーマ】免疫系器官における脂肪酸の機能解析。
【学会】日本解剖学会理事、篤志解剖全国連合会理事・常任幹事。
【研究室URL】https://www.dokkyomed.ac.jp/dmu/english/overview/department/1#gsc.tab=0

　血液中の血球の数は非常に多いため、1 μL に何個あるかで示されることが多いです。赤血球の基準値は、成人男性で $4.3 \times 10^6 \sim 5.7 \times 10^6$ 個くらいです。女性の基準値はそれよりも約 10% 低いです。ただし、男性の赤血球が加齢で低下する傾向があるのに対し、女性の赤血球数は加齢の影響をあまり受けません。白血球数の基準値は、男女ともに 1 μL 当り 4,000 ～ 8,000 個です。文字通り、赤血球は赤い血球で、白血球は白い血球です。赤血球数の方が圧倒的に多いので、血液は赤く見えるのです。

　赤血球の上には、ABO や Rh をはじめとした、たくさんの血液型が存在します。　血液型の違う人の赤血球は「異物」として認識されてしまうため、不適合輸血は重篤な副作用を起こす可能性があります。

　血球の産生は、造血組織と呼ばれる場所で行われます。産まれる前には肝臓や脾臓で造血が行われる時期もありますが、胎生 2 ヵ月頃には骨髄での造血が開始します。出生後はもっぱら骨髄で造血が行われます。何らかの病変によって骨髄での造血が難しくなると、骨髄の代わりに肝臓などで造血が起こることがあります。

　赤血球の寿命は約 120 日、血小板の寿命は 7 ～ 10 日です。白血球にはあとで示すようにさまざまな種類があるので、寿命もさまざまです。

2. 出血がとまるのはどうして？
―止血や血液凝固および線溶系の仕組み―

　けがをすると出血しますが、小さな傷であればそのうち止まります。これは、血液を凝固させる仕組みがあるからです。血管壁が傷つけられると、血管が収縮するとともに、血管が傷つけられた部位に血小板が粘着して凝集し、血小板血栓を形成するのです。

さらに、「凝固系」の働きによって、フィブリン血栓がこの血小板血栓の周りをしっかりと覆い、止血栓として完成させます。フィブリン血栓ができあがるまでには、たくさんの凝固系の因子が活性化されます。止血が完了すると、フィブリン（＝線維素）を溶かす現象が起きます。すなわち、線維素を溶解する現象である「線溶」によって血栓が溶かされ、元の状態に戻るのです。止血の仕組みがうまく働かないと、身体がちょっとどこかに当たっただけでアザができたり、生理の出血量が多くなったりします。

3. 血液はどこを流れている？

―循環器系を構成する器官の構造と機能、主な動静脈の名称とその位置―

1）心臓：

　血液やリンパ液などの体液を循環させる働きを行う器官を「循環器」といいます。循環の中心となる器官は心臓です（図1）。

　心臓は、主に心筋という筋肉からできています。左右の肺に囲まれ、横隔膜の上の面に載っています。緊張した際、左胸で「心臓がドキドキする」のを感じると思います。そのあたりが心臓の先端（心尖部）になります。医師や看護師は、鎖骨の中心から下に引いた線（鎖骨中線）と、5－6番目の肋骨の隙間が交わるあたりを、心尖部の目安にしています。

　心臓には、心房という空間が2つと、心室という部屋が2つあります。それぞれ、心房中隔と心室中隔という壁で分かれています。外から見ると、心房と心室の間には溝があります。冠状溝といいます。この溝に、心臓を栄養する大切な冠状動脈が走行しています。心臓の前と後ろには心室の間の溝があり、室間溝と呼ばれています。

　右心房には、上大静脈、下大静脈、冠状静脈洞を経て、身体や心臓自体をめ

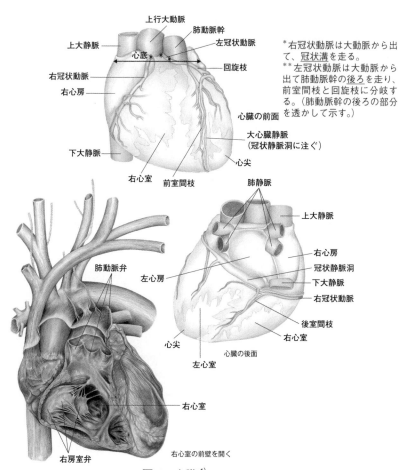

上行大動脈

肺動脈幹

左冠状動脈

上大静脈

心底＊＊

回旋枝

右冠状動脈

右心房

心臓の前面

下大静脈

大心臓静脈
（冠状静脈洞に注ぐ）

心尖

右心室　前室間枝

＊右冠状動脈は大動脈から出て、冠状溝を走る。
＊＊左冠状動脈は大動脈から出て肺動脈幹の後ろを走り、前室間枝と回旋枝に分岐する。（肺動脈幹の後ろの部分を透かして示す。）

肺静脈

上大静脈

右心房

冠状静脈洞

下大静脈

右冠状動脈

後室間枝

右心室

心臓の後面

肺動脈弁

左心房

心尖

左心室

右心室

右房室弁

右心室の前壁を開く

図1　心臓 [1]

上大静脈：頭部・頸部・上肢・胸部の静脈血を心臓へ運ぶ / **右冠状動脈**：右心房と右心室の間の冠状溝を通って後面へ / **下大静脈**：腹部・骨盤・下肢の静脈血を心臓へ運ぶ
左冠状動脈の回旋枝：心臓の後面へ / **左冠状動脈の前室間枝（前下行枝）**：2つの心室の間の室間溝を下る / 心臓の静脈血は後面の冠状静脈洞に流れる

ぐった血液が戻ってきます。右心房の血液は右心室に送られ、肺動脈を通って肺に向かいます。血液は肺で二酸化炭素の放出と酸素の取込みを行ったあと、肺静脈を通って左心房に運ばれます。左心房から左心室に運ばれた血液は大動

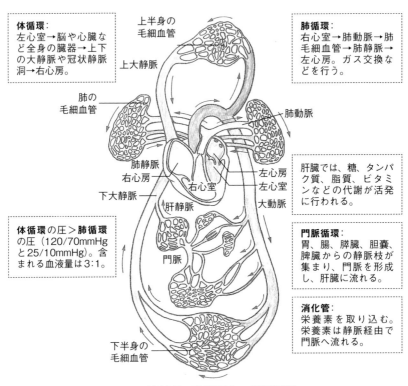

体循環:
左心室→脳や心臓など全身の臓器→上下の大静脈や冠状静脈洞→右心房。

上半身の
毛細血管

上大静脈

肺循環:
右心室→肺動脈→肺毛細血管→肺静脈→左心房。ガス交換などを行う。

肺の
毛細血管

肺動脈

肺静脈

右心房

左心房
左心室

右心室

下大静脈

肝静脈

大動脈

肝臓では、糖、タンパク質、脂質、ビタミンなどの代謝が活発に行われる。

体循環の圧>肺循環
の圧（120/70mmHg
と25/10mmHg）。含まれる血液量は3:1。

門脈

門脈循環:
胃、腸、膵臓、胆嚢、脾臓からの静脈枝が集まり、門脈を形成し、肝臓に流れる。

消化管:
栄養素を取り込む。栄養素は静脈経由で門脈へ流れる。

下半身の
毛細血管

図2　体循環・肺循環と、門脈循環

脈に放出され、全身をめぐってゆくのです。肺に血液を送るより、全身に血液を送る方が強い力を必要としますので、左心室の壁は右心室より厚い心筋で構成されています。

　心房と心室の間、大動脈と肺動脈の動脈口には、血液の逆流を防ぐための弁装置があります。右心房と右心室には右房室弁（三尖弁）、左心房と左心室の間には左房室弁（二尖弁）があります。左房室弁は僧帽弁と呼ばれています。カトリック教会の典礼などで使われる、ミトラという尖った冠に似ていることがネーミングの由来です。動脈口にある3枚の弁は月が半月になった状態に似ているので、半月弁と呼ばれています。

　心臓は絶妙なバランスを取りながら、産まれてからずっと働き続けています。機械と同じで、長く使うとどうしても異常が生じます。加齢などにより心臓の冠状動脈が硬くなったり、弁の動きが悪くなったりすると、心臓の機能が低下してしまいます。

2) 脈管系：

　脈管系には、血管とリンパ管があります。血管には、動脈と静脈があります。動脈は心臓から拍出された血液が流れる管で、静脈は血液を心臓に送る管です。動脈と静脈の壁の構造はよく似ていますが、動脈の壁の方が厚く、動脈は血流調節に重要な役割を果たしています。

　しかし、意外にも動脈の中の血液は全身の血液の20％です。70％は静脈にあります。枝分かれして細くなった動脈は毛細血管で静脈とつながっています。毛細血管の壁は非常に薄く、血液と組織液との間の物質交換を行うことができます。

　リンパ管にはリンパ液が流れ、リンパ液はリンパ節に流入します。最終的には、リンパ液は静脈に流入します。

4．年を取ると、身体の水分が減少する？—体液循環の全体像—

　生体を構成する液体成分を体液といいます。ヒトの体を構成する細胞は、循環する体液に囲まれた状態で初めて正常に機能します。成人で体重の約60％です。新生児で約80％を占めるのですが、年齢とともに減少するのです。

　一般に，女性は男性より脂肪が多いために、体重当りの体液量は男性より少なくなります。体液の2/3の40％は細胞内液、1/3の20％が細胞外液です。細胞外液はさらに血管内に存在する血液（8％）と間質液（12％）に分かれて分布します。　間質というのは、細胞と細胞の間の結合組織の部分などのことです。

　1 日に約 20L の血漿成分が動脈側の毛細血管から間質へろ過され、90%が静脈側の毛細血管から再吸収されて、10%がリンパ流から循環に戻るといわれています。この仕組みがうまく働かず、間質に液体が溜まる状態が「浮腫」です。俗に「むくみ」と呼ばれています。長時間座ったあとに起きる生理的な浮腫には問題がありませんが、命にかかわる浮腫もあります。

5. おなかの大切な血管は？―腹部血管系、とくに静脈系―

1）腹大動脈：

　心臓を出た大動脈はいったん上行し、大動脈弓となり方向を変えて下行してゆきます。下行大動脈の走行のうち腹腔内にある部分を腹大動脈といいます。腹大動脈からは腹腔動脈・上腸間膜動脈・下腸間膜動脈が出て、腹部にある消化器に血液を送っています。副腎や腎臓に行く血管もあります。他に、卵巣や精巣を栄養する血管もあります。卵巣は骨盤、精巣は骨盤の外にあるのですが、胎生期には元々、腹部にありました。私たちの身体が形成される過程で卵巣や精巣が降りてゆき、その時に血管も一緒に移動したのです。いずれも非常に大切な血管です。

2）門脈（肝門脈）：

　消化管や膵臓などの消化器、脾臓からの静脈は門脈という太い血管になり、肝臓に流入し、肝臓内で再び毛細血管となります。血液は肝臓実質を灌流した後、肝静脈から下大静脈に入ります。このように、毛細血管と毛細血管の間にある静脈を門脈といいます。下垂体にも門脈系がありますが、一般に門脈といえば肝門脈を意味します。

　肝臓は生体の化学工場ともいえる臓器で、タンパク質、糖、脂質、ビタミン、ホルモンなどの代謝が活発に行われています。この工場の働きに必須なのが門脈です。たとえば、摂取したタンパク質は、アミノ酸まで分解されて小腸から

吸収され、肝門脈を経て、肝臓に送られます。そして、肝臓や全身で体のタンパク質の合成素材として、またエネルギー源として利用されるのです。

6. 心臓の動きに不安を感じたら？
―心臓や循環器系の機能を測る指標、各指標の数値（正常範囲）、単位、調節機序―

前出のように、残念ながら、加齢によって循環器には異常を生じやすくなります。致命的な病気もあるので、医師の問診のスキルが問われるとも言われています。患者の方も、使用薬剤や生活習慣などを含めた自分の状態を正確に伝えることが診断や治療の早道になります。

心臓の検査には、ご存知のように、胸部 X 線、心電図、心臓超音波（心エコー）などがあります。これらは健康診断などの際にも検査できますので、心臓の大きさや機能の異常があれば早めに知ることができます。心臓全体の収縮を一定の様式で行うためのシステム「刺激伝導系」の働きを、心電図で確認することもあります。

血液に関する検査としては、先ほど示した血球数の計測はもちろん、血液生化学検査や血液ガスの分析を行います。血液生化学検査という単語は耳慣れないかも知れませんが、血液の液体成分に含まれているさまざまな成分を分析することです。肝臓の検査でおなじみの AST や ALT なども含まれます。AST/ALT 比の基準は約 0.87 です。心筋細胞には AST が多く含まれることから、心筋にダメージがあると AST/ALT が上昇します。

7. 血圧はどこで調節されている？
―神経系・内分泌系による血圧の調節―

　生体内の各臓器が必要とする血流を適切に供給する働きを、循環調節といいます。心臓から駆出される血液量、動脈血の圧、末梢血管抵抗の3つを調節する必要があります。すなわち、心臓と血管の働きを調節しなければなりません。

　神経系の調節としては、自律神経である交感神経と副交感神経がバランスを取りながら働いています。また、重要なのは、内分泌系などによる液性の調節です。たとえば、副腎髄質から主に分泌されるアドレナリンは心臓賦活作用、交感神経から主に分泌されるノルアドレナリンは、血圧上昇作用が著明です。

　腎臓は尿を生成する器官として知られていますが、レニンというホルモンも分泌しています。このレニンによってアンギオテンシンという物質がつくられ、アンギオテンシンは副腎皮質からのアルドステロンを分泌させます。アルドステロンはイオンの調節をしており、結果的に血圧の調節に関わります。

　数々のステップを経て絶妙に調節されるこの仕組みを、レニン－アンギオテンシン－アルドステロン系といいます。副腎はコンビニで売られているあんまんのような器官で、皮の部分（皮質）とあんこの部分（髄質）はほぼ別の器官です。しかし、別々のアプローチで、循環を含めた恒常性を維持しているのです。

【参考文献】
1) 千田隆夫・小村一也："医療系学生のための解剖見学実習ノート"，p.31，アドスリー（2020）.

「今日の診療 プレミアム web（医学書院）」を参考にまとめた。

【8章問題】

問1 血球は、赤血球と白血球から成る。

問2 血液凝固反応で形成されたフィブリンは、トロンビンにより溶解される。

問3 三尖弁は、右心房から右心室へ流れる血液の逆流を防ぐ。

問4 右心室の血液は、肺に送りだされ、ガス交換を受けた後に左心房に戻る。

問5 冠状動脈は、心筋に酸素と栄養素を供給する。

問6 心臓における興奮は、一連の特殊なニューロンにより伝導される。

問7 洞房結節は、一般にNa^+の細胞内流入により活動電位を発生させ、刺激伝導系におけるペースメーカーとして機能する。

問8 動脈とは、心臓から血液を送りだす血管である。

問9 毛細血管は、内膜、中膜、外膜の3層から成る。

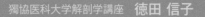

9 リンパ系と免疫系

獨協医科大学解剖学講座 **徳田 信子**

Key words 一次及び二次リンパ器官／リンパ管の名称と位置／自然免疫と獲得免疫／サイトカインと関与する細胞間ネットワーク／抗体分子及びT細胞抗原受容体の多様性／抗原認識と免疫寛容及び自己免疫／免疫担当細胞の体内循環

1. 免疫を担当する細胞はどこにいる？―免疫系に関与する器官

　免疫系というのは、文字通り「疫を免れる」システムです。元々は、「ある感染症に1度かかると、2度目はかかりにくい」という現象のことを指していました。

　免疫応答にかかわる組織をリンパ組織やリンパ器官と呼びます。一次リンパ組織と二次リンパ組織の2つに分けられます。

一次リンパ組織：

　ヒトでは、骨髄と胸腺の2つです。直接には免疫応答に関与しません。リンパ球を分化させ、免疫応答にふさわしいものを選択する器官です。リンパ球にはB細胞とT細胞があります。造血の場である骨髄は、B細胞の分化と選択をする場でもあります。胸腺は胸骨のうしろ、胸腔にある器官です。T細胞の分化と選択を行います。

二次リンパ組織：

　抗原に接して、免疫応答を行います。リンパ節、脾臓、粘膜付属リンパ組織があります。リンパ節はリンパ管に沿って全身に分布しており、抗原を含むリンパ液のフィルターとして働いています。リンパ液の監視役です。脾臓は、

徳田信子先生のプロフィールは8章を参照してください。

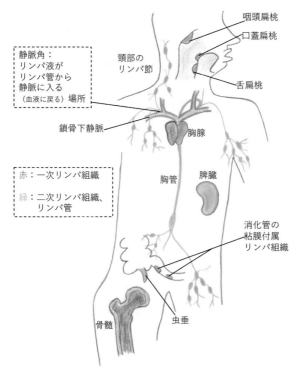

静脈角：
リンパ液が
リンパ管から
静脈に入る
（血液に戻る）場所

赤：一次リンパ組織

緑：二次リンパ組織、
リンパ管

咽頭扁桃
口蓋扁桃
頸部の
リンパ節
舌扁桃
鎖骨下静脈
胸腺
胸管
脾臓
消化管の
粘膜付属
リンパ組織
骨髄
虫垂

図1　リンパ系

血液中に侵入した病原体に対する防御を行います。血液の監視役です。粘膜付属リンパ組織というのは、気道や消化管に付属するリンパ組織です。粘膜組織の防御を担当しています。粘膜は成人で$400\mathrm{m}^2$の広さをもっているので、広大な範囲の免疫を担っていることになります。口腔から咽頭への移行部には、扁桃と呼ばれるリンパ組織があります。口や鼻から入ってくる抗原から身体を守ってくれるのです。

　下半身および左半身のリンパ液は、胸管という太いリンパ管に集まります。胸管は胸椎の右側を上行して左の静脈角に入ります。右半身のリンパ管は合流して右リンパ本幹になり、右の静脈角に入ります。胸管は右リンパ本幹に比べ

てはるかに太くて長く、成人で約 40cm あります。

　リンパ球は、二次リンパ組織を繰り返し巡回して、全身の感染状態を監視しているといわれています。血液中からリンパ節や粘膜付属リンパ組織に移動し、再び血液に戻るという循環を繰り返しています。このような循環現象をリンパ球ホーミングと呼びます。ただし、このリンパ球はまだ抗原に出会っていない（曝露されていない）状態の細胞です。抗原と戦っている途中の細胞が身体をぐるぐる回っているわけではありません。静かに巡回しながらホームに帰るイメージです。

2. 免疫を担当する細胞は、どうやってからだを守る？
―免疫担当細胞の種類と役割―

　からだを守る白血球は、その形と機能から、顆粒球、リンパ球、単球の３種類に大別されます。顆粒球は顆粒をもつ細胞で、好中球、好酸球、好塩基球に分類されます。好中球は顆粒球の大部分を占めています。微生物を貪食して殺菌する機能をもちます。貪食の意味は文字通り「むさぼり食う」ことです。好酸球はアレルギー反応などで増えて、アレルギー反応の抑制や、寄生虫を傷害する作用をもっています。好塩基球はアレルギー反応を引き起こします。単球は、貪食を行うマクロファージになります。マクロファージが侵入者を傷害するような反応はヒトの身体にもともと備わっており、「自然免疫」と呼ばれています。

　リンパ球にはＢ細胞、Ｔ細胞、ナチュラルキラー細胞（NK 細胞）などがあります。Ｂ細胞やＴ細胞の働きは、自然免疫の反応より時間がかかりますが、ある抗原に特異的に働きます。獲得免疫と呼ばれています。

　Ｂ細胞は、抗体をつくる細胞です。Ｔ細胞には、免疫応答をヘルプするヘル

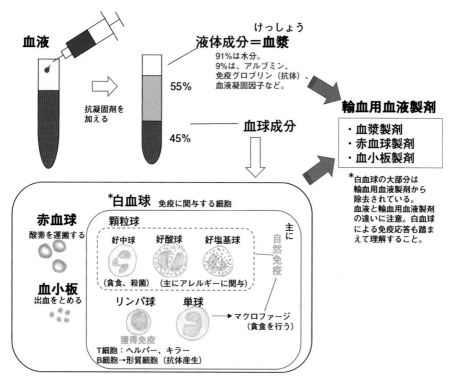

図2　血液の成分

パーT細胞や、細胞を傷害する細胞傷害性T細胞（キラーT細胞）があります。キラーT細胞は、貪食細胞とは違い、異物によって侵された自分の細胞を傷害します。もし、暴走するT細胞が混じっていると、健康な細胞を傷つけてしまうことになりかねません。そこで、胸腺ではT細胞になる候補の細胞をたくさん産生して、約5％の厳選した細胞だけを血液に送っています。

　B細胞やT細胞は慎重に選択されているため、免疫系の細胞は自分自身の細胞に「寛容」となります。つまり、自分自身の細胞を攻撃しない仕組みが備わっています（自己寛容、自分自身に対する**免疫寛容**）。逆に、この仕組みに

異常を生じると、正常な自己の組織を攻撃する「**自己免疫**」の状態になります。

　血液中の白血球のおおよそ半分は好中球が占めています。目安として、好中球が 60% 以上だったり 40% 以下だったりすると、何らかの疾患を疑います。リンパ球がその次に多く、26 〜 47% です。それ以外はもっと少なく、単球：2 〜 8%、好塩基球：0 〜 1%、好酸球：0 〜 5% です。

　好酸球が 5% を越えていると、薬剤などにアレルギー反応を起こしている可能性があります。

3. サイトカインでコミュニケーション？

―免疫細胞の免疫系に関わる主なサイトカインと、サイトカインを介した免疫担当細胞間ネットワーク―

　サイトカインは、免疫応答の細胞間伝達物質として働くタンパク質です。抗原に出会った際（曝露された際）などに、種々の細胞から放出されます。ごく微量で免疫細胞の活性化などを行うことができます。一般には、近くの細胞や自分自身に作用して、細胞の表面にある受容体（レセプター）に結合します。その受容体からシグナルを伝えるのです。1 つのサイトカインが他のサイトカイン産生や応答に影響をおよぼして、免疫担当細胞間ネットワークを形成してゆきます。

　よく知られているサイトカインに「IL（インターロイキン）」があります。「インター」は「間」で、「ロイキン」は白血球を意味します。免疫細胞や他の細胞の間のコミュニケーションを取るのに欠かせません。たとえば、IL-1 は単球・マクロファージ系の細胞によって産生され、IL-6 など他のサイトカインを誘導します。これによって炎症反応を引き起こすと考えられています。

　なお、サイトカインでコミュニケーションを行うのは白血球だけではありま

図3a. 抗体（免疫グロブリン）

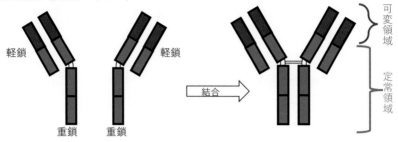

図3b. 抗体のクラス 免疫グロブリンは英語のYのような形で示されることが多い

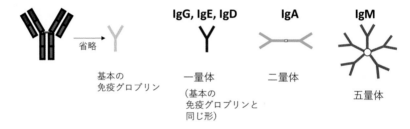

図3　抗体（免疫グロブリン）の形

せん。エリスロポイエチンのように、赤血球造血の中心的な役割を果たすサイトカインもあります。ですので、現在では、さまざまなサイトカインが薬剤として治療にも使われています。

4.「Y」は抗原をやっつける？─抗体分子の構造と種類─

　B細胞がある抗原を認識すると、その抗原に特異的な抗体をつくります。B細胞が形質細胞に分化すると、その抗体を細胞外に放出できるようになります。抗体は、「免疫グロブリン（immunoglobulin、Ig）」というタンパク質です。1本の重鎖（H鎖）と1本の軽鎖（L鎖）が結合し、その相同な2つがさらに結合することで、英語の「Y」のような形になるのです。

　抗体は、IgG、IgM、IgA、IgE および IgD の 5 つのクラスに分類されます。血清には免疫グロブリンが含まれています。献血で得られた免疫グロブリンを、薬剤として使用することもあります。

　初回免疫では、IgM が産生されますが、全免疫グロブリンの 75％は IgG です。IgG は血中に約 10mg/mL 存在しています。IgG は抗原感作の 1 度目には多量に作られません。2 度目以降の感作においてきわめて多量に作られます。IgG には胎盤通過性があります。赤ちゃんは、生まれてからしばらくの間、お母さんの IgG で身体を守られているのです。

　IgA には、血清中に存在するものと、腸管粘液・唾液・母乳などの外分泌液に分泌されるものがあります。母乳中に分泌された IgA は、赤ちゃんの腸管での生体防御に寄与しています。IgE は、アレルギーを起こすことばかりが有名になっていますが、寄生虫の侵入を防ぐ、ありがたい働きももっています。IgD の濃度は低く、機能はよくわかっていません。

5. 新たに侵入した抗原と戦うには？
―多様な抗原に対応できる免疫の多様性―

　1 つの抗体は、1 つの抗原を認識する「特異的な」抗体を産生します。それを可能にする巧妙な仕掛けが、免疫グロブリンの可変部をコードする「V」遺伝子に隠されています。

　「V」遺伝子は、複数の V，D および J 遺伝子断片から 1 つずつ選抜されて構成されます。その組み合わせが 1 つでも変われば別の抗体ができるので、非常にたくさんの種類の抗体をつくることができます。その結果、新たに侵入してきた未知の抗原と戦う抗体を準備できるのです。

　T 細胞にも、抗原認識部位があります。T 細胞受容体といいます。T 細胞の受容体も、免疫グロブリン遺伝子とよく似た機構で多様性を獲得する仕組み

をもっています。

　免疫応答の際、私たちは、自分の身体にとって都合の良いリンパ球を産生し、その「クローン」をどんどん増やすことができます。ただし、材料がなければ、このシステムは動きません。少なくとも、抗体を作るためにはタンパク質が必須です。このような理由で、風邪を引いた際などは栄養のあるものを摂ることが勧められるのです。

【参考文献】
「今日の診療 プレミアム web（医学書院）」を参考にまとめた。

【9章問題】

問1 胸腺は、一次リンパ器官に分類される。

問2 脾臓は、古くなったリンパ球の破壊のほか、二次リンパ器官（免疫反応の場）としての役割を有する。

問3 パイエル板のM細胞は、血液中の抗原を取り込み、抗原提示を行う。

問4 全身のリンパ液は、すべて胸管に集まった後、血液循環に合流する。

10 消化器系

岐阜大学大学院医学系研究科 生命原理学講座解剖学分野　千田 隆夫

Key words　消化管と付属器官（肝臓・胆嚢・膵臓）/ 消化・吸収・排泄とその調節 /
肝臓の栄養代謝調節

1. はじめに

　口から取り入れた食べ物や飲み物は、**消化管**という
枝分かれのない１本の管に入ります。消化管は、「口腔
→咽頭→食道→胃→小腸→大腸→直腸」の順につながっ
ています（**図1**）。消化管の各部を作る臓器はすべて管
腔性臓器（中空器官）です。消化管とそこに開口する
分泌腺である唾液腺、肝臓および膵臓をあわせて消化
器（系）と呼びます。消化器（系）の機能は食物の消
化と栄養分の吸収です。

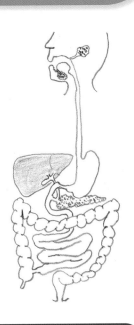

図1　消化器系[1]
消化器系は、口腔⇒咽頭⇒食道⇒胃⇒小
腸⇒大腸⇒直腸と続く１本の消化管およ
び消化管に開口する分泌腺（唾液腺、肝臓、
膵臓）で構成されます。消化器系の機能
は食物の消化と栄養分の吸収です。

せん だ　たか お
千田 隆夫　　　　　　　　　　　　　　　　　　　**Author 著者**

岐阜大学大学院医学系研究科 生命原理学講座解剖学分野　教授

1984年 和歌山県立医科大学医学部卒。
1984年 大阪大学大学院医学研究科博士課程。
1986年 大阪大学医学部解剖学第三講座助手。
1991年 大阪大学医学部解剖学第三講座講師。
1994年 名古屋大学医学部解剖学第一講座助教授。
2000年 藤田保健衛生大学医学部解剖学第一講座教授。
2011年 岐阜大学大学院医学系研究科解剖学分野教授。

2. 口腔

　口腔は前壁（口唇）、上壁（口蓋）、下壁（舌）、側壁（頬）に囲まれ、後方は咽頭に続きます（**図2**）。口腔の内面はすべて粘膜（重層扁平上皮）で被われます。口腔の機能は**咀嚼**（食物を噛み砕くこと）と**唾液**（プチアリンという酵素を含みます）による消化です。

　食物を直接噛み砕くのは**歯**です。歯には乳歯と永久歯があります。乳歯は合計20本です。乳歯は学童期に順次、永久歯に生え変わっていきます。永久歯は合計32本です。個々の歯の構造は外層から順にエナメル質（生体中でもっとも硬い）、ゾウゲ質、歯髄で構成されます（**図3**）。歯根では歯槽骨との間にセメント質と歯根膜が介在します。エナメル質には細胞はいませんが、ゾウゲ質にはゾウゲ芽細胞が存在します。

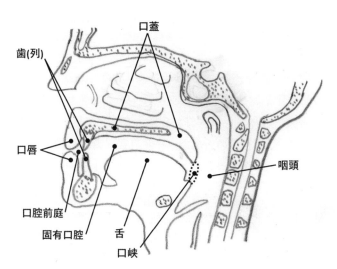

図2　口腔 [2)]
口腔は、前壁（口唇）、上壁（口蓋）、下壁（舌）、側壁（頬）に囲まれ、後方は咽頭に続きます。口腔の内面はすべて粘膜（重層扁平上皮）で被われます。口腔の機能は咀嚼と唾液による消化です。

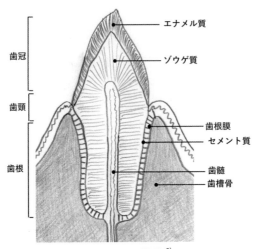

図3 歯の構造[3]

歯は歯冠、歯頚および歯根からなり、歯根は歯槽骨（上顎骨、下顎骨）にはまっています。歯冠の最表層はエナメル質が被い、その内方にゾウゲ質があります。エナメル質は生体で最も硬い組織ですが、そこには細胞はいません。ゾウゲ質にはゾウゲ芽細胞がいます。歯根と歯槽骨の間にはセメント質と歯根膜があり、歯根を歯槽にしっかりと固定しています。歯の中心部には歯髄があり、神経や血管が走っています。

　食物をかみ砕く咀嚼運動は、下顎骨に付く4種類の咀嚼筋の収縮で起こり、上顎骨は他の顔面骨としっかり結合しているので動きません。

　舌を前から舌尖、舌体、舌根（前から見えない）に区別します（図4）。舌の上面を舌背と呼び、4種類の舌乳頭（糸状乳頭、茸状乳頭、葉状乳頭、有郭乳頭）の存在のために、ザラザラしています。舌の上皮内に味蕾と呼ばれる細胞集団が散在し、この中に味を感じる味細胞があります。舌粘膜の下には大量の骨格筋（舌筋）があります。舌筋には内舌筋（舌内から起こり舌内に停止する）と外舌筋（舌外から起こり舌内に停止する）があり、舌の複雑な運動を可能にしています。

　唾液を分泌する外分泌腺を**唾液腺**と呼びます。肉眼で見える大きさの大唾液腺には耳下腺、顎下腺および舌下腺があります（図5）。**耳下腺**は耳の下の皮

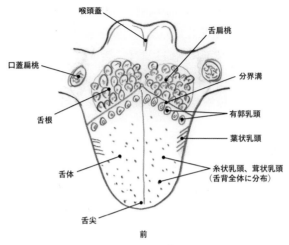

図 4 舌 [4)]

前から舌尖、舌体、舌根（前から見えない）を区別します。上面（舌背）は多数の舌乳頭（糸状乳頭、茸状乳頭、葉状乳頭、有郭乳頭）の存在によってザラザラしています。舌根には多数の舌扁桃が膨隆しています。舌粘膜の上皮内には味蕾と呼ばれる味覚感受装置があります。舌粘膜の下には大量の舌筋があります。

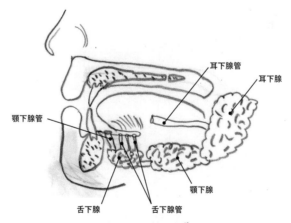

図 5 大唾液腺 [5)]

口腔粘膜外に大きな腺体をもつ大唾液腺には、耳下腺、顎下腺、舌下腺の３つがあります。耳下腺管は頬の諸筋を貫いて頬粘膜に開口します。顎下腺は下顎の両側に存在し、顎下腺管は舌の下面に開口します。舌下腺は口腔底の粘膜下に存在し、複数ある舌下腺管は顎下腺管に合流するものと独立して舌下面に開口するものがあります。

下にあり、その導管（耳下腺管）は頰粘膜に開口します。耳下腺の唾液分泌は舌咽神経（副交感性）が支配しています。**顎下腺**は下顎の両側にあり、その導管（顎下腺管）は舌の下面に開口します。**舌下腺**は口腔底の粘膜下にあり、その導管は顎下腺管に合流するか、独立して舌下面に開口します。顎下腺と舌下腺の分泌は顔面神経（鼓索神経）（副交感性）が支配します。

3. 咽頭

　咽頭は上下約12cmの長さの、上方が広がった漏斗状の管腔で、上端は咽頭円蓋となって塞がっています（**図6**）。咽頭を上から上咽頭、中咽頭および下咽頭に区分し、それぞれ鼻腔、口腔および喉頭と連絡しています。上咽頭の両側に耳管咽頭口が開口しています。

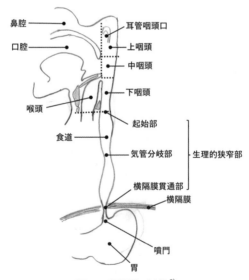

図6　咽頭と食道 [6)]

咽頭は上下約12cmの管で、鼻腔の後方の上咽頭、口腔の後方の中咽頭および喉頭の後方の下咽頭に区分します。下咽頭の下方に食道が続きます。口腔で咀嚼された食塊は、舌筋、口蓋筋、咽頭収縮筋による嚥下運動によって、咽頭を経て食道に送られます。食道は気管の後ろを下行し、横隔膜を貫いて胃の噴門に接続します。食道には3カ所の生理的狭窄部（起始部、気管分岐部、横隔膜貫通部）があります。

　咽頭の壁は粘膜、筋層および外膜で構成されています。咽頭粘膜内に存在する多数の集合リンパ小節のために、咽頭壁には内腔に向かって多数のイボのような膨隆があります（咽頭扁桃）。咽頭の筋層は多数の咽頭収縮筋（縦走筋、輪走筋）からなります。咽頭収縮筋は舌咽神経と迷走神経に支配されます。

　かみ砕いた食塊を口腔から咽頭を経て食道に押し込む一連の運動を**嚥下運動**といい、舌筋、口蓋諸筋および咽頭収縮筋の協調によって起こります。咽頭は食物と空気の共通の通路です。食塊や液体は口腔から咽頭を経由して食道に送り込まれますが、この時、食塊や液体が喉頭に入り込まないことが重要です。喉頭の後壁（下咽頭の前壁）が嚥下時に挙上して、喉頭入口部を前上方から被っている喉頭蓋に接着することで、喉頭入口部が塞がれます。咽頭から食道への食塊と液体の押し込みも咽頭収縮筋の作用によります。高齢者では嚥下運動に必要な諸筋の協調性あるいは筋力が低下するため、誤嚥（食塊や液体が気道に入ってしまうこと）が起きやすくなります。

4. 食道

　食道は咽頭と胃の入口（噴門）をつなぐ全長25cmの枝分かれのない1本の管です（**図6**）。食道は気管の後ろを下行し、横隔膜を貫きます（食道裂孔）。食道の内腔が他よりやや狭くなっているところが3ヵ所あり（起始部、気管分岐部および横隔膜貫通部）、生理的狭窄部と呼びます。生理的狭窄部には食塊がつまりやすいです。錠剤を水なしで飲み込むと狭窄部に引っかかって溶解し、薬剤の成分によっては食道炎を起こすことがあります。

　食道壁は粘膜、筋層および外膜からなります（**図7**）。食道の内腔面は重層扁平上皮に被われます。筋層は内輪状筋と外縦走筋の2層からなりますが、筋の種類は食道の上部では横紋筋、中部では横紋筋と平滑筋の混在、下部では平

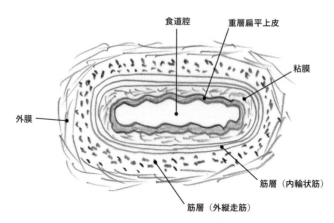

図7　食道（横断）[7]

食道は枝わかれのない1本の管です。食道壁は内腔側より粘膜（重層扁平上皮）、筋層（内輪状筋、外縦走筋）、外膜からなります。筋層は上から下にいくにつれて横紋筋から平滑筋に替わっていきます。最外層の外膜は筋層の外を取り巻く疎性結合組織であり、食道と周囲の構造（気管、胸大動脈、胸管など）との間に明確な境界はありません。

滑筋です。食道の最外層は漿膜ではなく外膜（疎性結合組織）です。このことは食道がんの周囲組織への浸潤を容易にし、食道がんの予後が悪い原因のひとつになっています。食道に入った食塊・液体は食道腔を下方に送られていきます。この動きは重力によるものではなく、食道の蠕動運動によって起こります。

5. 胃

　胃は横隔膜の直下にあり、消化管の中でもっとも広がった袋状の臓器です。胃に入った食塊は胃に数時間以上とどまり、そこで本格的に消化されます。

　胃の形は中に食塊がある時とない時とで著しく異なりますが、概ね次の各部を区別します（図8）。胃の入口を噴門(食道との接続部)、出口を幽門（十二指腸との接続部）と呼びます。胃の上縁を小弯、下縁を大弯と呼びます。胃を胃底、胃体、幽門部（幽門前庭）に区分しますが、胃底は噴門より上部にある部分を指し、胃の下方ではないことに注意しましょう。

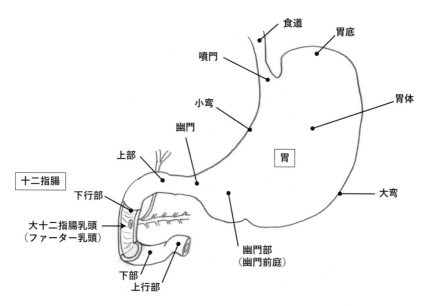

図8　胃と十二指腸 [8]

胃は消化管が大きくふくらんだ袋で、食物をためて消化します。胃の入り口を噴門、出口を幽門といいます。胃の上縁をなす小さなカーブを小弯、下縁をなす大きなカーブを大弯といいます。噴門より上の部分を胃底、大きくふくらんだ部分を胃体、幽門に向かって細くなっていく部分を幽門部（幽門前庭）と区別します。幽門は十二指腸に続きます。十二指腸全体はＣ字型で、幽門に続く部分を上部、下に向かう下行部、Ｃ字の最下部となる下部、やや上に向かう上行部を区別します。下行部の内側面に粘膜が盛りあがった大十二指腸乳頭（ファーター乳頭）があり、そこに総胆管と膵管が開口します。

　胃の内面には多数の粘膜ヒダが走ります。粘膜ヒダの不自然な断裂は何らかの病変（炎症、潰瘍、がん）の徴候です。胃の壁は内腔側から順に、粘膜、筋層および漿膜（臓側腹膜）の３層です。粘膜上皮（単層円柱上皮）が胃壁内に落ち込んで胃腺を作ります（**図9**）。胃腺の上皮細胞には主細胞（ペプシノーゲンを分泌する）、壁細胞（塩酸を分泌する）、副細胞（粘液を分泌する）および表層粘液細胞（粘液を分泌する）があります。筋層は３層（内斜走筋、中輪状筋、外縦走筋）からなり、複雑な蠕動運動によって食塊を胃液とよく混ぜます。

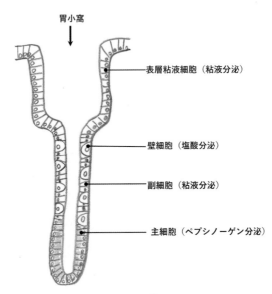

胃小窩

表層粘液細胞（粘液分泌）

壁細胞（塩酸分泌）

副細胞（粘液分泌）

主細胞（ペプシノーゲン分泌）

図9 胃腺 [9]

胃腺を構成する腺細胞は3種類で、主細胞はペプシノーゲン、壁細胞は塩酸、副細胞は粘液を分泌します。さらに、胃小窩内面を被う表層粘液細胞からは粘液が分泌されます。塩酸が分泌されるため胃液は強酸性(pH＝1)です。主細胞から分泌された不活性型のペプシノーゲンは、塩酸の作用で活性型のペプシンとなって食塊に作用し、タンパク質をポリペプチドに分解します。

　胃腺から分泌される液を胃液といいますが、これは**ペプシノーゲン、塩酸、**粘液が混じり合った液です。塩酸の影響で胃酸は強酸性（pH が約1）です。強酸性の胃液によって食物中のほとんどの細菌が死滅し、ペプシノーゲンが活性化されてペプシンとなります。ペプシンはタンパク質をポリペプチドに分解します。一方、粘液が胃の粘膜の表面を保護することによって、胃酸やペプシンが胃粘膜を消化することを防ぎます。

　胃酸の分泌亢進と粘液による胃粘膜保護作用の低下は、いずれも胃潰瘍発症の原因となります。壁細胞からは内因子と呼ばれるタンパク質が分泌され、これは葉酸（ビタミンB12）の吸収を可能にします。葉酸は赤血球形成に必須

で、葉酸の摂取が不足すると貧血になります。

　胃に食塊が入ってくると、幽門腺の一部の細胞から**ガストリン**が分泌され胃腺周囲の血管に入ります。これが壁細胞を刺激して塩酸の分泌を高めます。フルコースの料理では、前菜やスープの摂取がガストリンを介して胃液分泌を促進し、次に来るメインディッシュ（肉、魚）の消化に好都合です。胃で半液状になった内容物は幽門から十二指腸に送り込まれます。

6. 小腸

　小腸は全長6〜7mで、十二指腸、空腸、回腸の順につながります。**十二指腸**（**図8**）はその名の通り、長さが約25cm（指の幅"12"本分）あります。後腹膜腔に存在し、空腸・回腸と異なり腸間膜をもちません。十二指腸全体でC字型を描き、上部、下行部、下部、上行部が区別できます。下行部の内壁に粘膜が盛り上がった大十二指腸乳頭（ファーター乳頭）があり、そこに総胆管と膵管が開口します。**空腸**と**回腸**（**図10**）は腹腔内を蛇行していますが、全長が腸間膜で後腹壁とつながっているので、腸どうしが絡み合うことはありません。空腸と回腸の間に明確な境界はありません。

　小腸の内面には輪状ヒダがあり、その表面には絨毛が生えているので絨毯のように見えます（**図11**）。絨毛と絨毛の間は深く落ち込んで腸腺（腸陰窩）を作ります。絨毛は単層上皮に被われ、2種類の上皮細胞（吸収上皮細胞と杯細胞）で構成されます。吸収上皮細胞は栄養分を吸収し、杯細胞からは粘液が分泌されます。輪状ヒダと絨毛は栄養分の吸収面積を著しく広くしています（ヒト一人の小腸内面の総面積はほぼテニスコート1面分）。

　小腸上皮の主たる機能は**栄養分の吸収**です。小腸での消化の主役は、膵臓か

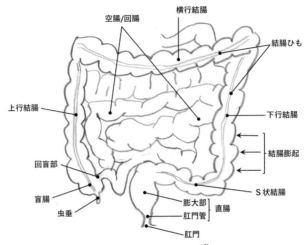

図 10　小腸と大腸 [10)]

小腸は十二指腸⇒空腸⇒回腸と続きます（全長 6-7m）。回腸の末端は盲腸につながります（回盲部）。盲腸から虫垂という袋状の構造が垂れています。大腸は盲腸から始まり、上行結腸⇒横行結腸⇒下行結腸⇒Ｓ状結腸と小腸を囲うように走ります。Ｓ状結腸は骨盤腔に入って真下に向かい直腸となります。直腸は上方が大きくふくらんだ膨大部、下方は細くなった肛門管と続き、肛門から体外に開きます。結腸には共通の特徴的な構造（結腸膨起、結腸ひも、半月ヒダ）があります。

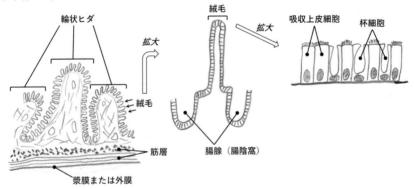

図 11　小腸壁の構造 [11)]

小腸内面には輪状ヒダがあり、その表面には絨毛が生えているので絨毯のように見えます。絨毛と絨毛の間は深く落ち込んで腸腺（腸陰窩）を作ります。絨毛は単層円柱上皮に被われ、2 種類の上皮細胞（吸収上皮細胞、杯細胞）が区別できます。輪状ヒダと絨毛は栄養分の吸収面積を著しく広くしています。

ら分泌される膵液と肝臓から分泌される胆汁です。**膵液**には糖分解酵素、タンパク質分解酵素、脂肪分解酵素が含まれています。**胆汁**は水に溶けない脂肪を乳化させて、脂肪分解酵素の作用をうけやすい状態にします。

回腸の末端部は**盲腸**につながります（回盲部）。ここから**大腸**が始まります（**図10**）。大腸は全長1.5mで、**盲腸→上行結腸→横行結腸→下行結腸→S状結腸**と続きます。結腸と呼ばれる部分の構造には共通の特徴があります。結腸膨起（外形の規則的な盛り上がり）、結腸ひも（外縦走筋の肥厚）そして内腔に突出する半月ヒダです。結腸ではもっぱら水分が吸収され、そのあとの食物残渣は大便となります。

虫垂は盲腸から伸び出た長さ数cmの袋です。虫垂の粘膜内には多数のリンパ小節があり、消化・吸収よりも生体防御に関するはたらきが重視されています。

消化管の最後の部分である全長20cm程度の**直腸**は骨盤腔内を下行し、肛門から体外に開きます。直腸の上方は著しく膨らんだ膨大部で、ここに便をためます（蓄便）。直腸下方の肛門管の周囲を複数の骨格筋と平滑筋が取り巻き、**蓄便と排便**をコントロールします。

7. 膵臓

膵臓は胃の後ろにあり、後腹膜によって後腹壁に押し付けられています（後腹膜臓器）（**図12**）。十二指腸ループ内にある部分を膵頭と呼び、続いて膵体と膵尾が細くなりながら左に伸びています。

膵臓は外分泌部（腺房、導管）と内分泌部（ランゲルハンス島または膵島）の2種類の腺組織からなります。外分泌部からは膵液（トリプシンと重炭酸塩＋水）が分泌され、膵管を通って十二指腸に流れ込みます。内分泌部はグルカゴン、インスリン、ソマトスタチンなどのホルモンを分泌します。

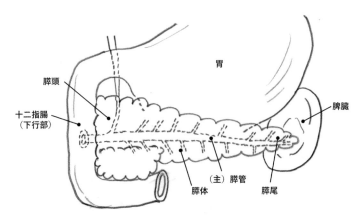

図12　膵臓（膵臓は胃の後方にありますが、図では胃の前に描いています）[12]
膵臓は膵頭、膵体、膵尾からなり、膵頭は十二指腸ループ内に収まっています。膵臓の外分泌部（腺房、導管）で作られた膵液（トリプシンと重炭酸塩＋水）は、膵管を通って十二指腸に流れ込みます。

8．肝臓

　肝臓は腹腔の右上部を占める大きな臓器です（1～1.5kg）。肝臓は右葉、左葉、方形葉、尾状葉からなります（**図13**）。肝臓の下面にある肝門から、総肝管、固有肝動脈、門脈、リンパ管、神経が出入りします。

　肝臓の組織は肝小葉と、肝小葉を取り囲む小葉間結合組織（グリソン鞘）からなります。肝小葉は放射状に並ぶ肝細胞索とその間を走る洞様毛細血管および小葉の中心を走る中心静脈で構成されます。

　肝臓には2本の血管（門脈、固有肝動脈）が流入します。門脈は腸で吸収した栄養分を肝臓に運んで貯蔵することが目的なので、機能血管と呼ばれます。固有肝動脈は肝臓の組織に酸素と栄養を供給しているので栄養血管と呼ばれます。

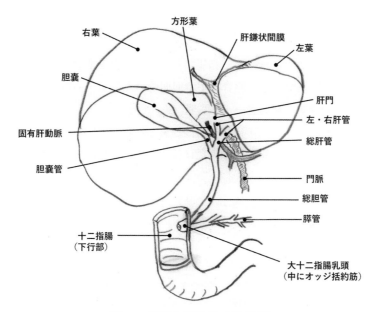

図13　肝臓と胆管系（胆道）[13]

肝臓は右葉、左葉、方形葉、尾状葉からなります。肝臓の下面にある肝門から、総肝管、固有肝動脈、門脈、リンパ管、神経が出入りします。肝臓で作られた胆汁は、左肝管・右肝管⇒総肝管⇒胆嚢管⇒胆嚢（濃縮）⇒胆嚢管⇒総胆管を経て十二指腸下行部の大十二指腸乳頭に開口します。膵液を運ぶ膵管は十二指腸壁内で総胆管と合流します。大十二指腸乳頭内にあるオッジ括約筋が胆汁の流入量を調節します。

　肝臓の機能は多彩です。

1) **物質代謝**：グリコーゲンの合成と分解、血漿タンパク質の合成、脂質代謝、ホルモン代謝など。

2) **解毒・薬物代謝**：タンパク質が分解されてできる有害なアンモニアを無毒の尿素にします。アルコールやさまざまな薬物が肝臓で分解されます。

3) **胆汁の合成**：胆汁の主成分は胆汁酸とビリルビン（脾臓で赤血球が破壊されて遊出します）です。胆汁は胆管を経由して十二指腸に入り、脂肪の乳化を促進し、脂肪が分解されやすくしています。

4) **栄養の貯蔵**：肝臓はグリコーゲン、鉄、脂溶性ビタミン（A、D）などを

貯蔵します。

　肝細胞で合成された胆汁が十二指腸に運ばれる経路を**胆管系**（胆道）と呼びます（**図13**）：肝細胞→毛細胆管→小葉間胆管→左肝管・右肝管→**総肝管**→胆嚢管→**胆嚢**→胆嚢管→**総胆管**→十二指腸。

　総胆管と主膵管は十二指腸壁内で合流し、共通の管となって十二指腸下行部に開口します。大十二指腸乳頭内には総胆管を輪状に取り囲む平滑筋（オッジ括約筋）があり、胆汁の流入量を調節しています。胆管系が圧迫されて胆汁を排出できなくなると、胆汁成分のビリルビンが血液中に増加し、全身に沈着して黄疸を生じます（閉塞性黄疸）。

【参考文献】

1) 千田隆夫, 山口　瞬, 小川名美："56 のクエスチョンでひも解くヒトのからだ", アドスリー（2022）図 1-6 を転載.
2) 同　図 4-1.
3) 同　図 4-2.
4) 同　図 4-3.
5) 同　図 4-4.
6) 同　図 4-5.
7) 同　図 4-6.
8) 同　図 4-7.
9) 同　図 4-9.
10) 同　図 4-8.
11) 同　図 4-10.
12) 同　図 4-11.
13) 同　図 4-12.

【10章問題】

問1 胃は、嚥下した食物を一時的に貯蔵する臓器である。

問2 胃と十二指腸の境界部を噴門と呼ぶ。

問3 胃の主細胞は、塩酸を分泌する。

問4 胃の壁細胞は、ペプシノーゲンを分泌する。

問5 小腸は、十二指腸、空腸、結腸で構成される。

問6 小腸では、輪状ヒダと絨毛によって、栄養分の吸収面積を広くしている。

問7 直腸には、便をためる機能と便を排出する機能がある。

問8 大腸では、三大栄養素の消化と吸収の大部分が行われる。

問9 消化管で吸収された栄養分は、固有肝動脈を経て肝臓に運ばれる。

問10 膵液は、膵管を通って十二指腸に流れ込む。

問11 膵臓の外分泌部には、血糖調節に関与するグルカゴンとインスリンを分泌する細胞が存在する。

問12 肝細胞で生成された胆汁は、総胆管を経て空腸に分泌される。

問13 肝臓は、膠質浸透圧の維持に関与するアルブミンなどの血漿タンパク質を合成する。

問14 胆汁には、コレステロールの分解により生じるビリルビンが含まれる。

問15 肝臓では、タンパク質が分解されてできる有害なアンモニアを無毒の尿素に変換する。

問16 胆嚢は、肝臓で合成された胆汁を一時的に貯蔵し濃縮する。

11 呼吸器系

岡山大学名誉教授・環太平洋大学　大塚 愛二

Key words　気道を構成する器官 / 肺 / 呼吸の仕組み / 呼吸調節機構 / 酸素・二酸化炭素の運搬 / 酸・塩基平衡

1. 呼吸器系の概略（図 1）

　私たちの体の細胞では、生命活動に必要なエネルギー代謝のために酸素（O_2）を消費し、二酸化炭素（CO_2）が発生します。細胞周囲の組織環境を保つため、循環する血液によって O_2 を供給し CO_2 を回収します。血液は、肺で CO_2 を空気中に放出し、O_2 を取り込みます。

　肺に空気を出し入れするしくみを呼吸器系といいます。これを構成する器官として、鼻、咽頭、喉頭、気管、気管支、肺があります。

　血液の pH は CO_2 と炭酸水素イオン（HCO_3^-）の濃度比によって決まります。呼吸による CO_2 の排出は血液の pH に影響します。

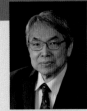

おおつか あいじ
大塚 愛二　　　　　　　　　　　　　　　　　　　　　**Author** 著者

岡山大学名誉教授・環太平洋大学 特任教授

1980 年 岡山大学医学部卒、1984 年 岡山大学大学院医学研究科修了・医学博士。1984 年 岡山大学医学部解剖学第二講座助手、1988 年〜 1989 年 カリフォルニア大学サンフランシスコ校 Visiting Assistant Professor、2004 年 岡山大学大学院医歯学総合研究科人体構成学分野教授、2015 年 岡山大学医学部長、2019 年 岡山大学大学院医歯薬学総合研究科長、2021 年 岡山大学名誉教授、岡山大学研究推進機構特任教授、環太平洋大学体育学部健康科学科特任教授。

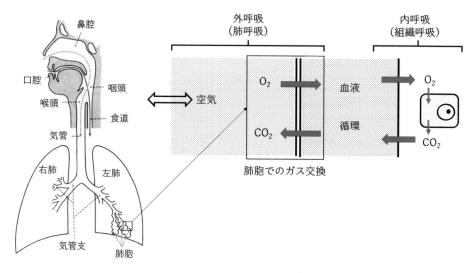

図1　呼吸器系の概略図[1]

2．鼻（図2）

　鼻腔は外鼻孔で外気に通じ、真ん中に鼻中隔という薄い骨の板が芯になった仕切りがあり、左右に分かれています。両サイドの内面に向かって鼻甲介という板状のでっぱりが上・中・下３枚あります。鼻甲介の間の隙間を鼻道といってそこを吸い込んだ空気が流れます。鼻腔の入り口付近（鼻腔前庭）は皮膚の続きで覆われていて鼻毛が生えています。その奥は鼻粘膜で覆われ、線毛上皮といわれる空気の通り道（気道）に共通にみられる上皮組織がみられます（図３）。分泌腺も豊富でいつも湿っていて、サラサラした漿液とヌルヌルした粘液を出す腺細胞があります。粘膜の下には血管が豊富で、粘膜は常に体温と同じ温度に保たれています。

　鼻腔に入った空気は、鼻毛でおおまかなゴミが取り除かれ、鼻甲介の間の狭い鼻道を通過しながら、湿潤な上皮で加湿され、細かいゴミも粘液に付着し線

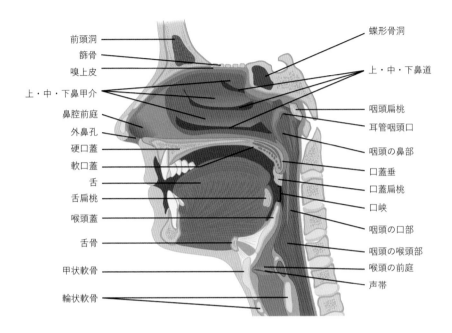

前頭洞

篩骨

嗅上皮

上・中・下鼻甲介

鼻腔前庭

外鼻孔

硬口蓋

軟口蓋

舌

舌扁桃

喉頭蓋

舌骨

甲状軟骨

輪状軟骨

蝶形骨洞

上・中・下鼻道

咽頭扁桃

耳管咽頭口

咽頭の鼻部

口蓋垂

口蓋扁桃

口峡

咽頭の口部

咽頭の喉頭部

喉頭の前庭

声帯

図2　鼻腔、口腔、咽頭および喉頭領域の縦断像 [2]

毛運動で運ばれて取り除かれ、体温に近い温度に調節されます。

　副鼻腔は、鼻腔の周囲にある骨の空洞で、鼻腔に続いていて、内面は鼻粘膜の続きで覆われています。

　鼻腔の天井付近には嗅上皮があり、ニオイを感じる嗅細胞があります。嗅細胞は、ニオイ物質に反応するセンサーを鼻腔面に出し、基底部から軸索突起が伸びて頭蓋底の骨（篩骨）を貫いて大脳の嗅球に達します。

3. 咽頭（図2）

　鼻腔を後ろに進むと咽頭に続きます。咽頭は縦に長く、鼻腔・口腔・喉頭と連絡し、それぞれの高さで鼻部、口部、喉頭部に区分されます。

鼻部の内面は、鼻腔と同じ線毛上皮に覆われています。口部と喉頭部は、口腔や食道と同じ重層扁平上皮で覆われています。咽頭は、飲食物の通り道と空気の通り道の交差点になります。うまく交通整理ができないと、飲食物が気道に入って重大なことが起きます（誤嚥性肺炎）。

鼻部の両側に、耳管咽頭口があり、耳管が開いています。耳管は鼓室につながっています（中耳）。

扁桃というリンパ組織の集合体が鼻腔や口腔との境を取り巻いています。ここでは免疫を担当する細胞たちが空気や食物と一緒に入り込んだ病原体や異物をチェックし、免疫反応を行います。

4. 喉頭（図2、3）

喉頭の入り口には喉頭蓋というヘラのような蓋があり、食べ物を飲み込むとき閉じます。軟骨性の骨組みが内腔を支え、内面は線毛上皮に覆われています。

喉頭の中に声帯があり、左右の声帯靱帯がピンと張って、その表面を柔らかい上皮（重層扁平上皮）が覆っています。この隙間を声門といい、そこを空気が勢いよく通ることで声帯の表面の上皮が振動して声が出ます（図4）。ピンと張らせるのは喉頭筋です。喉頭筋は迷走神経に支配されています。

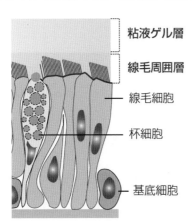

粘液ゲル層

線毛周囲層

線毛細胞

杯細胞

基底細胞

図3　鼻腔から気管支まで気道粘膜に共通にみられる線毛上皮。杯細胞から粘液が分泌され、ゴミは粘液とともに線毛運動によって運ばれる[3]。

前

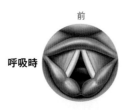

呼吸時

発声時

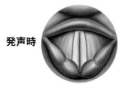

図4　呼吸時と発声時の声門。呼吸時には開いているが、発声時には閉じて狭い隙間を息が勢いよく通って、声帯が振動して声が出る。

5. 気管・気管支（図5）

　気管は、喉頭に続いて始まるパイプ状の器官です。太さは約2〜2.5cm、長さ約10cmで、C字形をした軟骨が縦に連なって骨組みをつくっていて、後面には軟骨がありません。気管の真後ろには食道があり、食道を食べ物が通ると

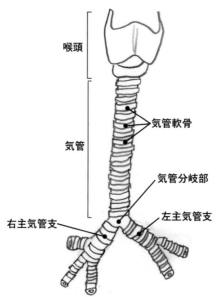

喉頭

気管軟骨

気管

気管分岐部

右主気管支

左主気管支

図5　喉頭、気管、気管支[4]

き軟骨が邪魔にならないようになっています。

　気管が左右に分かれると気管支になります。右の方がやや太く垂直に近く走っています。異物を誤飲した場合、右に入りやすいのはこのためです。気管・気管支の内面の粘膜は線毛上皮（図3）で覆われていて、腺細胞も豊富です。

6. 肺

　肺は、左右1対の器官で、肋骨に囲まれています。下面は横隔膜に接して、上端（肺尖）は第1肋骨よりやや上にあります。内側面にある血管（肺動脈・肺静脈）やリンパ管、気管支が集中して出入りするところを肺門といいます。右肺は上・中・下の3葉からなり、左肺は上・下2葉からなります（図6）。

　肺動脈には、心臓から肺へ送られる O_2 が少なく CO_2 の多い血液が流れています。肺静脈は、肺から心臓へもどる O_2 が多く CO_2 が少ない血液を運びます。

　肺に入った気管支は、枝分かれを繰り返し、細くなっていき、壁の軟骨が小さくなっていきます。軟骨がなくなると細気管支と呼ばれ、壁には平滑筋がみ

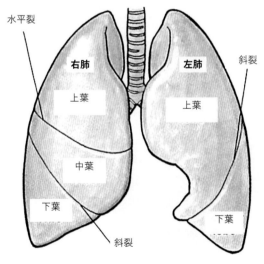

図6　肺の外観図[5]

られます。細気管支は 1 〜 2 mm の太さで平滑筋が過剰に収縮すると気道が狭くなり呼吸しにくくなります（気管支喘息）。

　細気管支が枝分かれしてさらに細くなり、ついには肺胞というふくらみをもつようになり（呼吸細気管支）、最終的には肺胞の集合体になります。（図 7）

　肺胞は、薄い扁平な上皮細胞が壁を作っていて、その周囲に肺動脈に由来する肺胞毛細血管網が取り囲んでいます（図 8）。肺胞の中の空気と毛細血管の中の血液との間で O_2 と CO_2 のガス交換をします。ガスは、肺胞上皮細胞 – 基底膜 – 毛細血管内皮細胞の 3 層（血液空気関門）を通過しますが、その厚さはわずか 0.3 μm です。

　肺胞の上皮細胞には、薄い I 型肺胞上皮細胞に加えて、ずんぐりとした II 型肺胞上皮細胞があり、これは表面活性物質を分泌して、肺胞が膨らみやすくします。

　肺胞内には、マクロファージがいて小さなゴミを取り込んで処理しています。

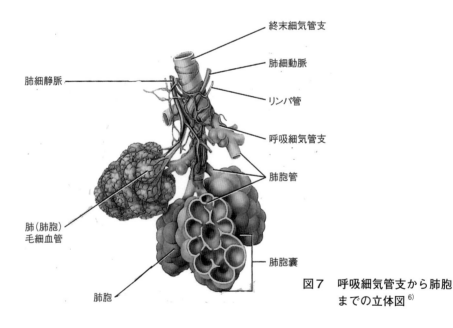

終末細気管支

肺細動脈

リンパ管

呼吸細気管支

肺胞管

肺細静脈

肺（肺胞）
毛細血管

肺胞囊

肺胞

図 7　呼吸細気管支から肺胞までの立体図 [6]

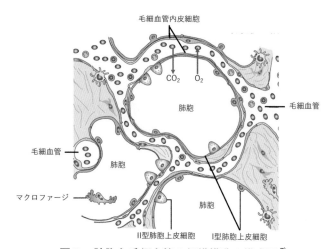

図8　肺胞と毛細血管の組織構造の模式図 [7]
薄い I 型肺胞上皮細胞と毛細血管内皮細胞を通ってガス交換がなされる。

7. 胸膜

　肺の表面はなめらかな胸膜という膜で覆われています。肺の表面を包む胸膜を肺胸膜（臓側胸膜）といい、これは肺門のところで折れかえり、肺が接する胸壁と横隔膜の表面を覆っています（壁側胸膜）（図9）。2枚の胸膜の間はひ

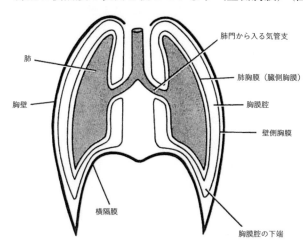

図9　胸膜と胸膜腔の模式図 [8]
肺の表面を包む肺胸膜は肺門で折れかえって壁側胸膜に続く。その間に胸膜腔という閉じた隙間ができる。胸膜腔の下端は、横隔膜と胸壁の間の隙間である。

と続きで閉じた腔となり、胸膜腔といいます。胸膜腔には少量の胸膜液があるだけで2枚の胸膜は密接しています。胸腔が広がると陰圧を生じて肺は膨らみます。

8. 呼吸運動のしくみ

呼吸運動は、横隔膜や内・外肋間筋などの呼吸筋が胸腔の容積を変化させることでなされます。呼吸筋は骨格筋で随意筋です。

生まれてから死ぬまで睡眠中も意識しないで続く「生きるための呼吸」は、延髄の呼吸中枢が出す自発呼吸リズムによるものです。延髄や頚動脈小体などの化学受容体が血液の pH や CO_2 分圧を検知して、自発呼吸リズムをコントロールしています。

発声や泣いたり笑ったり、息を吹くなどの「行動としての呼吸」があります。これは意識的または情動的に上位の中枢の指令によって生きるための呼吸を中断してなされます。

9. 酸塩基平衡

体内の酵素がうまく働くためには、最適な pH が必要で、血液の pH は 7.35 〜 7.45 の狭い範囲に維持されています。pH を決める酸塩基平衡系の中で炭酸系が重要です。

$CO_2 + H_2O \leftrightarrows H_2CO_3 \leftrightarrows H^+ + HCO_3^-$ を元に

$pH = pKa + \log[HCO_3^-]/[CO_2]$ （ヘンダーソン・ハッセルバルキ式）が導かれます。

この式から、HCO_3^- と CO_2 の濃度比が血液の pH を決めていることがわかります（図10）。血液中の CO_2 は肺呼吸による排出により、HCO_3^- は腎臓の尿細管による再吸収によって、それぞれコントロールされています。

動脈血 pH が 7.35 以下になるとアシドーシス、7.45 以上をアルカローシスと

いいます。CO_2 が増えた場合を呼吸性アシドーシス、減った場合を呼吸性アルカローシスといいます。また、HCO_3^- が増えた場合を代謝性アルカローシス、減った場合を代謝性アシドーシスといいます。

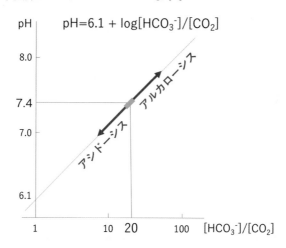

図10　ヘンダーソン・ハッセルバルキの式をグラフにしたもの。**血液の pH は正常では緑の範囲（7.35〜7.45）に維持されている。$[HCO_3^-]/[CO_2]$ の値が大きくなると血液の pH が高くなり（アルカローシス）、小さくなると pH が低下する（アシドーシス）。**

【参考文献】
1）左の図、藤田恒夫："入門人体解剖学"，図 9.1，南江堂（1972）．
2）https://openstax.org/books/anatomy-and-physiology-2e/pages/1-introduction
3）内山安男監訳:" 組織細胞生物学原書第 5 版 "，図 13.5，南江堂（2022）を描き改める．
4）千田隆夫，山口　瞬，小川名美："56 のクエスチョンでひも解くヒトのからだ"，アドスリー（2022）図 5-6 を転載。
5）Moore and Agur: "Essential Clinical Anatomy, 2nd ed.", Table 2.4, Lippincott Williams and Wilkins（2002）を描き改める。
6）Tortora："Introduction to the Human Body 2nd"，Wiley（2011）.
7）内山安男監訳:"組織細胞生物学原書第 5 版"，図 13.19，南江堂（2022）を描き改める．
8）R. Snell: "Clinical Anatomy for Medical Student, 6th ed.", Figure 3-3, Lippincott Williams & Wilkins（2000）を描き改める．

【11章問題】

問1 副鼻腔は、鼻腔の周囲にある骨の空洞で、鼻腔に続いていて、内面は鼻粘膜の続きで覆われている。

問2 鼻腔、喉頭、気管および気管支の内面の粘膜上皮は、重層扁平上皮である。

問3 気道の粘膜上皮細胞の表面には微絨毛があり、その運動によって異物が排除される。

問4 心臓から肺に血液を送っている血管を肺静脈といい、O_2が少なくCO_2の多い静脈血が流れている。

問5 右肺は2葉、左肺は3葉からなる。

問6 右気管支は左気管支に比べ、やや太く、垂直に近く走っている。

問7 細気管支には、輪状の軟骨があり、内腔が容易につぶれないようになっている。

問8 I型肺胞上皮細胞は、ずんぐりとした形で表面活性物質を分泌する。

問9 意識しないで続く「生きるための呼吸」は、視床下部にある呼吸中枢が出す自発呼吸リズムによるものである。

問10 肺でのガス交換が低下すると、血液中のCO_2が増えて呼吸性アシドーシスとなる。

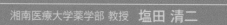

12 泌尿器系

湘南医療大学薬学部 教授　塩田 清二

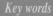

Key words　腎臓と尿路を構成する器官 / 尿生成の仕組み / 体液の恒常性維持機構 /
腎臓に関連したホルモンによる体液調節 / 排尿の仕組みとその調節機構

はじめに

　泌尿器系は、腎臓、尿管、膀胱および尿道で構成されています。 腎臓では血液を濾過して老廃物を尿として尿道から除去します。 尿道の構造のサイズと位置は、女性と男性によってその構造が異なります。

1．腎臓

　腎臓は、泌尿器系の器官の一つであり、血液中の老廃物や余分な水分の濾過と排出を行い尿を生成し、体液の恒常性の維持を行います。腎臓は発生学的には中胚葉の腎節に起源をもっています。これは脊椎の側面に位置して体を前後に貫く構造であり、大きく前方から前腎・中腎・後腎の 3 部に分けられます。

1）腎臓の構造

　ヒトの腎臓は肉眼的には茶色～赤色をしており、そら豆様もしくは馬蹄型をしています。後腹壁の壁側腹膜より後方に位置（後腹膜臓器）し、横隔膜の下に 1 対存在しています。体の右側に肝臓の右葉があるために右腎は左腎より約半椎ほど低い位置にあります。

　成人の腎臓は、長さが約 10 cm、幅が 5.5 cm、厚さが 3 cm、重量は約 150 g です。腎臓の中央内側の部分はくぼんでおり、「腎門」と呼ばれます。ここには、腎動脈、腎静脈、尿管、リンパ管などが出入りします。また、左右の腎

塩田清二先生のプロフィールは序を参照してください。

臓の間に並行して左側に大動脈（図1）、右側に大静脈が走行します。

　腎臓の表層部は皮質であり、その深部に髄質があり、そこには6～18個からなる腎錐体が存在します。腎錐体の底部は皮質をむき、先端部は腎乳頭と呼ばれ、腎洞に突出します。隣接する腎錐体の間は腎柱と呼ばれます。腎錐体とその上にある皮質をまとめて腎葉といいます（図2）。

　皮質で産生された原尿は、腎乳頭から小腎杯に注ぎ、さらにこれが4～5個集合して大腎杯となり、さらに大腎杯は集合してロート状の腎盂（腎盤）を構成します。そして腎門で尿管につながります。

　組織学的には、左右の腎臓それぞれに約100～120万個のネフロンがあり、ネフロンは腎小体とこれに続く尿細管から構成されます（図3）。腎小体は糸球体嚢（ボウマン嚢）と糸球体から構成されています。また、尿細管は近位尿細管、ヘンレのループ、遠位尿細管からそれぞれ構成されています。尿は、腎杯⇒腎盂（腎盤）⇒尿管⇒膀胱へと輸送され、最後に尿道を経て排尿されます。

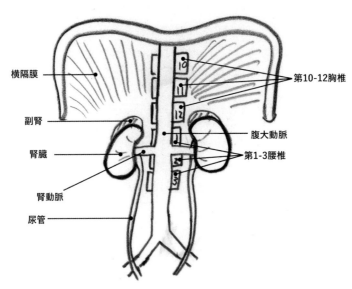

図1　腎臓の位置と周囲との関係[1]

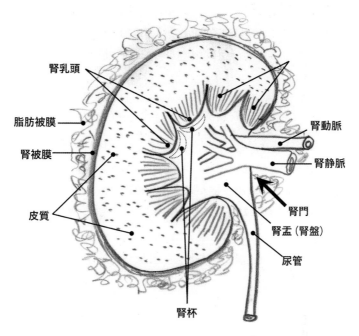

腎乳頭

脂肪被膜

腎被膜

皮質

腎動脈

腎静脈

腎門

腎盂（腎盤）

尿管

腎杯

図2　腎臓の構造（前頭断）[2]

（1）ボウマン嚢

　ボウマン嚢は袋状の構造をしており、その中には特殊な膜構造をもつ糸球体があります（図4）。糸球体の血管壁は内部から血管内皮層、基底膜、および突起をもった上皮細胞（足細胞）からなっています。血管内皮細胞と上皮細胞は、分子ふるいの構造を構成しています。直径 8 nm 以下の物質はこの分子ふるい（濾過膜）を通過できます。輸入細動脈から糸球体に入った血液はこの濾過膜で濾過され、輸出細動脈を経て流出します。基底膜と上皮細胞の間にはメサンギウム細胞（血管間膜細胞）がみられます（図5）。この細胞は、糸球体濾過を調節するとともに、毛細血管を支持する働きがあるといわれます。

(2) 近位尿細管

近位尿細管はボウマン嚢に続く部分で長さは約 15 mm あります。近位尿細管の壁は刷子縁をもつ単層の上皮細胞からなり、物質の再吸収が行われます（図3）。

(3) ヘンレのループ

近位尿細管の先に続き、管は細くなります。ヘンレのループは下行脚と上行脚に分類され、下行脚は管壁は薄い上皮細胞からなり、水分を吸収しやすくなっています。上行脚はやや管壁が厚く、多数のミトコンドリアを含む上皮細胞からなり、物質の再吸収を行います（図3）。糸球体に出入りする輸入・輸出細動脈付近を通過する上行脚の部分は、緻密斑となり、輸入細動脈壁にはレニン分泌細胞があり、血圧調節にこれらの装置（糸球体傍装置）が関与しています（図4）。

(4) 遠位尿細管

ヘンレのループは遠位尿細管へと続きます（図3）。遠位尿細管を構成する上皮の細胞には刷子縁がありません。

(5) 集合管

ネフロンで生成された尿は集合管へ集められます（図3）。集合管壁には2種類の細胞が存在します。主細胞（P cell）はナトリウムイオンの再吸収と抗利尿ホルモン（バソプレシン）による水分の再吸収に関与しており、介在細胞（I cell）は多数のミトコンドリアや微絨毛をもち、炭酸イオン輸送や酸分泌に関与しています。

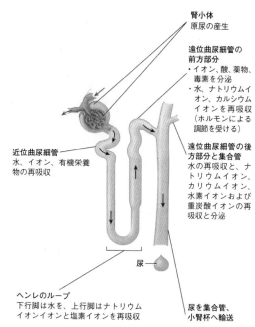

腎小体
原尿の産生

遠位曲尿細管の前方部分
・イオン、酸、薬物、毒素を分泌
・水、ナトリウムイオン、カルシウムイオンを再吸収（ホルモンによる調節を受ける）

遠位曲尿細管の後方部分と集合管
水の再吸収と、ナトリウムイオン、カリウムイオン、水素イオンおよび重炭酸イオンの再吸収と分泌

近位曲尿細管
水、イオン、有機栄養物の再吸収

尿

ヘンレのループ
下行脚は水を、上行脚はナトリウムイオンイオンと塩素イオンを再吸収

尿を集合管、小腎杯へ輸送

図3 ネフロンと集合管における濾過、再吸収、分泌の要約 [3]

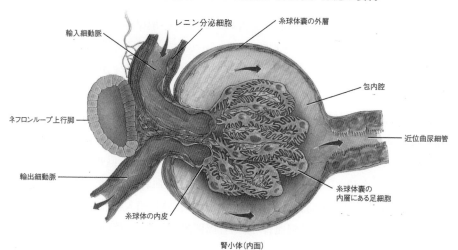

レニン分泌細胞

糸球体嚢の外層

輸入細動脈

包内腔

ネフロンループ上行脚

近位曲尿細管

輸出細動脈

糸球体嚢の内層にある足細胞

糸球体の内皮

腎小体(内面)

図4 腎小体 [4]

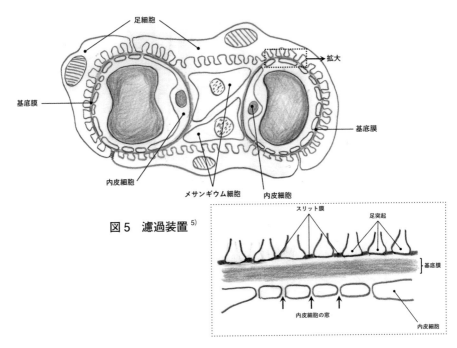

図 5　濾過装置 [5)]

2）腎臓の血液循環

　ヒトの両腎臓は体重の約 0.3% を占めており、心拍出量の 20 ～ 25% を受け入れます。腎血流量は 800 ～ 1,200 mL/min です。そのうちのごくわずかの血液が腎臓自体のガス交換、栄養・老廃物交換に用いられますが、ほとんどは糸球体で濾過されます。

　腎臓に流入するほぼすべての血液は、大動脈から直接分岐した腎動脈に由来し、流出する血液は腎静脈から下大静脈に流れます。大動脈から腎小体を経て下大静脈に至る経路を下に示します。このうち、腎機能に直接関係するのは、輸入細動脈、糸球体、輸出細動脈、尿細管周囲毛細血管、尿細管周囲静脈です。

　　大動脈–腎動脈–葉間動脈–弓状動脈–小葉間動脈–輸入細動脈–糸球体–輸出
　　細動脈–尿細管周囲毛細血管–尿細管周囲静脈–小葉間静脈–弓状静脈–葉間
　　静脈–腎静脈–下大静脈

　糸球体を通過する血液の濾過に関係する力は血圧、浸透圧、糸球体嚢圧の3種類です。この中で最も強いのが血圧であり、血漿膠質と糸球体嚢圧がこれに抵抗し、差し引き 10 mgHg の有効濾過圧が働きます。最終的には 200 万個の糸球体を合計すると、1 日当り約 150 L の血液が糸球体で濾過されます。

　糸球体で濾過されるが尿細管で吸収や分泌されない物質を使うことにより、毎分糸球体で濾過される血漿流量を測定することができ、これを糸球体濾過量（Glomerular Filtration Rate; GFR）といいます。GFR の測定にはイヌリンやクレアチニンなどの物質が使われます。正常人では GFR は 110 mL/min ぐらいです。

3）尿生成と排泄

　腎動脈から腎小体に送られてきた血液中のタンパク質以外の血漿成分は一旦ボウマン嚢で濾過されます。その量は通過血液の約 10% で、濾過された液体は原尿となります。原尿は 1 日約 150 L 作られますが、尿となるのはそのうちの約 1% で、残り約 99% は尿細管で再吸収されます。原尿のうちの有効成分（グルコース、95% の水および無機塩類）は尿細管を経由し、残り 4% の水・無機塩類は集合管を経て再吸収されて腎静脈に戻ります。残った成分（尿、1日約 1.5 L 程度）は尿細管を経て腎盂（腎盤）に集まり、尿管を経て膀胱に移行します。水やナトリウムの再吸収は遠位尿細管や集合管で行われ、抗利尿ホルモンやアルドステロン、心房性利尿ペプチド（ANP）などがこの調節を行います。糸球体は損傷しても再生しないので、機能不全や損傷に陥った場合は、塩分とくにカリウムの制限や人工透析が必要となります。

4）内分泌機能（図6参照）

　腎臓には内分泌作用があり、まず、血流量の低下に反応して糸球体傍細胞よりレニンが分泌され、レニン‐アンギオテンシン‐アルドステロン系が活性化されて血圧が上昇し、尿量が調節されます。同時に、血管拡張作用を有するプ

ロスタグランジンが産出され、腎血流の調節に関与します。これはアンギオテンシンⅡによる血管収縮作用が腎動脈に及ばないようにしています。また、尿細管間質細胞からエリスロポエチンが分泌され、骨髄での赤血球の産生を促進します。さらに、副甲状腺ホルモン（PTH）は、尿細管に作用してビタミンDの活性化を行い、血中カルシウムの上昇を行います。

(1) エリスロポエチン

エリスロポエチン（EPO）は分子量は約34,000、165個のアミノ酸からなる糖タンパク質で、その85％は腎臓の糸球体傍細胞で、15％は肝臓で産生されます。エリスロポエチン産生は低酸素やアンドロゲン等によって増加し、血液に分泌された後に骨髄の造血細胞に作用して、赤血球の産生や放出を促進します。血中半減期は約5時間で肝臓で不活性化されます。血液中のエリスロポエチン濃度は、貧血、多血症などの鑑別診断に用いられます。腎性貧血の治療に使用されていますが、ドーピングにも使用され問題となっています。エリスロポエチン類似化合物は、赤血球造血刺激因子製剤（ESA）と呼ばれます。医薬品としては、**エポエチンアルファ（商品名エスポー）**、**エポエチンベータ**（商品名**エポジン**）といった遺伝子組換えによるエリスロポエチン製剤があり、腎性貧血に用いられます。日本では保険適応上、腎性貧血にのみ用いられていますが、欧米では各種悪性疾患にともなう貧血などにも使用されています。

(2) レニン

レニンは340アミノ酸からなるプロテアーゼ（タンパク分解酵素）で、腎臓でプレプロホルモンとして産生されます。その後、プロレニンになり、さらにアミノ末端からアミノ酸が除かれて活性をもつレニンになります。レニンは肝臓で産生されるアンギオテンシノーゲンというタンパク質を切断してアンギオテンシンⅠを作ります。アンギオテンシンⅠはアンギオテンシン変換酵素（ACE）によっ

てアンギオテンシンⅡになり、副腎皮質からのアルドステロン分泌を促したり、交感神経末端からのノルアドレナリンの分泌促進によって腎糸球体濾過量の低下やナトリウム再吸収の促進によって血圧上昇や体液量増加を促進します。

2. 膀胱と尿道

　尿は、尿管を通って膀胱へと流れていきます。 女性では、膀胱は膣の前、子宮の下に位置しています。 男性では、膀胱は直腸の前、前立腺より上に位置しています。

　膀胱は、腎臓で生成された尿を一時的に溜めておく筋性の袋状の器官で、骨盤内腔に位置しています。膀胱の上面から後面は腹膜によって覆われており、丸みを帯びた三角錐の形状をしています。腎臓から続く左右一対の尿管が膀胱に開口し、尿はここから膀胱内へと集められます。膀胱の壁は、皺と呼ばれるヒダ、および排尿筋と呼ばれる平滑筋の層を含みます。 膀胱が尿で充満すると、皺は大容量に対応するために伸展します。成人の膀胱は、約0.5Lで満杯になります。

　女性の尿道は狭く、長さ約4cmで、男性より著しく短い。男性では、尿道の長さが約17.5〜20cmで、女性より4〜5倍長い。男性の尿道は、次の3つの区分に分けられます： 尿道前立腺部（最も広い部分）、膜性尿道（最も狭い部分） および尿道の海綿体部（最も長い部分）。 尿管は、前立腺と陰茎を通して膀胱頚部から外尿道口に伸びています。 男性では、尿と精液の両方が尿道を通って体外に出て行きます。

3. 排尿調節（図7 参照）

　平均的な男性の場合、膀胱に300mL程度の尿が蓄えられると、尿意を感じます。これは膀胱内に位置する伸展受容器の働きによります。容量が500mLに達すると、脊髄下部に由来する脊髄反射が起こります。副交感性の骨盤神経を経由し、膀胱の収縮と不随意筋である内尿道括約筋の弛緩が起こります。

　しかしながら、内尿道括約筋よりも遠位に位置する外尿道括約筋は随意筋であるため、意識的に尿を 1 L 程度まで蓄えることもできます。なお、尿管は膀胱壁を斜めに貫き、膀胱の頂上部ではなく横断面よりも下に開口しています。このため、尿がたまった場合、さらに排尿中に膀胱の圧力が上昇しても、腎臓には尿が逆流しません。

　排尿反射ですが、大脳皮質感覚野では伸展受容器からの情報を受け取り、脳幹に位置する排尿中枢と協力して排尿を制御しています。排尿中枢が興奮することにより、不随意運動と随意運動が協調し排尿にいたります。排尿を制御できず意図しないときに尿を漏らしてしまうことを失禁といいます。小児が 2歳に成長するまでは、外尿道括約筋への神経経路が未完成であるため、排尿反射によりそのまま排尿に至ります。また痴呆症などになり大脳皮質感覚野が正常に働かないと失禁が起きます。

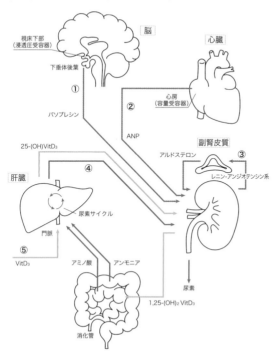

図 6　腎臓の働きとその調節因子
①視床下部（浸透圧受容器）が血漿浸透圧の増加を感知。下垂体からバソプレシン分泌、腎臓で尿が濃縮。
②心房（容量受容器）が体液量の増加を感知。心房筋から ANPが分泌、腎臓から Na^+ 排出量が増加。
③輸入細動脈が腎血流量の低下を感知。レニン - アンジオテンシン系が働く。副腎皮質でのアルドステロンの合成・放出を促す。
④肝臓で生成された尿素は腎臓から体外に排出。
⑤紫外線に照射され、生成されたビタミン D_3 は肝臓で 25-(OH) $VitD_3$、腎臓で活性型の 1,25-(OH)$_2$ $VitD_3$ になる。活性型ビタミン D_3 は小腸粘膜に作用、Ca^{2+} の吸収を促進。

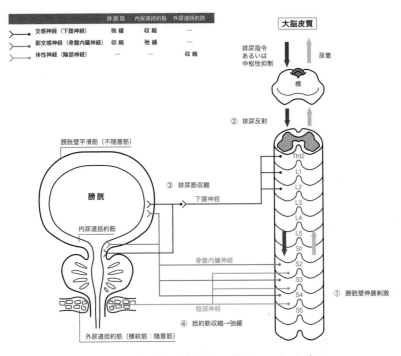

図7　膀胱・尿道の神経支配と排尿のメカニズム

①膀胱に尿がたまる。膀胱壁内の感覚終末が刺激され、骨盤内臓神経から脊髄にインパルス。

②膀胱の伸展刺激は胸髄・腰髄・仙髄に、反射的に副交感性の骨盤内臓神経を刺激。膀胱壁の排尿筋の収縮・尿道括約筋の弛緩（排尿反射）をもたらす。交感性の下腹神経を刺激。

膀胱の伸展刺激は脳に（尿意）。脊髄に作用し排尿反射を抑制。

排尿の意志が生じると骨盤内臓神経の指令で膀胱を収縮させ③、陰部神経の指令で外尿道括約筋が弛緩④、排尿を行う。

【参考文献】

1) 千田隆夫, 山口 瞬, 小川名美："56のクエスチョンでひも解くヒトのからだ", アドスリー (2022), 図 6-1.
2) 同, 図 6-2.
3) 桑木共之ほか編訳："トートラ人体の構造と機能原書 13 版", p.1107, 丸善出版 (2012) を描き改める.
4) 同, p.1089 を描き改める.
5) 千田隆夫, 山口 瞬, 小川名美："56のクエスチョンでひも解くヒトのからだ", アドスリー (2022), 図 6-3, 6-4.

【12章問題】

問1 ネフロンは、糸球体と尿細管から構成される。

問2 糸球体に血液を送る輸入細動脈は、輸出細動脈よりも太い。

問3 アルブミンは、一般に糸球体でろ過される。

問4 原尿は、そのほとんどが遠位尿細管で再吸収される。

問5 近位尿細管において、原尿中のグルコースはNa^+との共輸送によりほぼ100%再吸収される。

問6 ヘンレ係蹄上行脚では、Na^+とCl^-の再吸収に伴い、水は大量に再吸収される。

問7 遠位尿細管では、K^+の再吸収とNa^+の排泄が行われる。

問8 集合管では、バソプレシンにより水の排泄が促進される。

問9 腎臓で生成した尿は、尿管を経て膀胱に運ばれる。

問10 膀胱に貯蓄された尿は、膀胱括約筋の収縮により排泄される。

13 体液

名城大学薬学部　根岸 隆之

Key words　水／電解質／膠質（タンパク質）／浸透圧／pH／ホメオスタシス／体液の種類とその組成及び生理的食塩水／体液の浸透圧の調節機構／体液の酸・塩基平衡の調節機構／体液量及び血圧の調節機構

1．はじめに：体液とは？

　答えは「生体内液体成分の総称」ですが、体液という章は印象が薄くありませんか？それはきっと、ここまで学んできた他の章は細胞の集合体である臓器もしくは細胞そのものが主役でダイナミックに動き命を学んでいる感に溢れるのに、この章「体液」だけ、対象がなんともつかみどころがない液体だからです。しかしながら、体液は「身体を満たす液体」であり「身体を支える液体」なのです（図1）。細胞は例外なく内側を液体で満たし、水分はもちろんすべての栄養・酸素を体液から得るし、老廃物を体液に排出するのです。

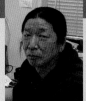

ねぎし たかゆき
根岸 隆之　　　　　　　　　　　　　　　**Author 著者**

名城大学薬学部 准教授

2000年　東京大学農学部獣医学専修卒業
2004年　東京大学大学院農学生命科学研究科獣医学専攻修了
2004年　青山学院大学理工学部化学・生命科学科 日本学術振興会特別研究員（PD）
2007年　青山学院大学理工学部化学・生命科学科 助手
2008年　青山学院大学理工学部化学・生命科学科 助教
2013年　名城大学薬学部薬学科 助教
2018年　名城大学薬学部薬学科 准教授（現在に至る）
【資格】博士（獣医学）。獣医師。
【専門】神経毒性学

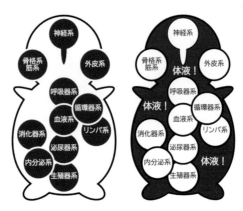

図1　体液は隙間の水じゃない、身体を満たし支える液体。

　どんな器官系も体液の支えなしでは機能できません。最初に学んでもいいくらい重要なのですが、それぞれの器官系を理解していないとわからないので、終盤で学ぶことになります。なので、話の内容が既出ばかりで読み飛ばされやすいところですが、お付き合いください。

2.　体液の種類と組成

　ヒトの体液は体重の 60% で、その内訳は細胞の中を満たす細胞内液が 40%、残りは細胞外液で 20% が基本となります（図2）。これはおよそ成人男性の値であり、実際には男女の違い（男性は骨格筋が多いので細胞内液が多く、女性は脂肪組織（脂肪細胞は脂肪でパンパン）が多いので体液そのものが少ない）があり、成長に伴う割合の変化（新生児は水っぽい、成長に伴い細胞が増えて細胞外液の割合が下がり、高齢になると骨格筋の減少により細胞内液の割合が減る）もあります。細胞外液は主に組織液と血漿で構成されます。水分の出納ですが、ヒトは 1 日に 2,500 mL の水を得て、同じ量の 2,500 mL の水を排泄しています（図3）。さらに外からは見えない話ですが、1 日に排泄される尿はおよそ 1,500 mL ですが、腎臓の糸球体ではこれの 100 倍の 150 L の血漿を

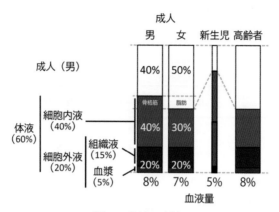

図2　体液の割合
体重の 60% が体液でありその内訳として細胞内液 40%、
細胞外液 20% が基本（6、4、2 と口ずさむ）。

等しくなければならない！！

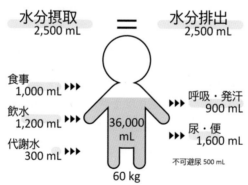

図3　成人の 1 日の水分の出納
水は大事。入も出もおよそ 2,500 mL（体重 50 kg で体液 30 L なので意外と
入れ替わっている？）、というか入ってきた分は出さねばならない平衡（ところ
で貴方は母親からもらった H_2O 分子をまだ 1 つでももっているでしょうか？）。

原尿として濾過してそれの 99% を再吸収しています。便もですが、食事に含
まれる水は別にして消化管は胃液含めて 8 L 近くの消化液を分泌して、これも
また 99% 近く吸収されています。

表1　体液のイオン組成

「外は Na^+、内は K^+」、だいたい外側の方が高く、内側の方が高いのは K^+、Mg^{2+}、HPO_4^{2-} くらいなもの。

mEq/L		細胞外		細胞内	
		細胞外液		細胞膜	
		血漿	組織間液	細胞内液	細胞内液／組織間液
陽イオン	Na^+	142	145	15	0.1
	K^+	5	4	150	40
	Ca^{2+}	3	2.5	0.0002	0.00008
	Mg^{2+}	3	3	30	10
	H^+	4×10^{-5} (pH7.4)	6×10^{-5} (pH7.2)	4×10^{-5} (pH7.4)	
陰イオン	Cl^-	103	114	1	0.01
	HCO_3^-	27	30	10	0.33
	HPO_4^{2-}	2	2	100	50

細胞膜

　さて、みなさん苦手な細胞内外の電解質組成です（表1）。ポイントは、「外は Na^+、内は K^+」の濃度が高いところです（これは絶対です）。相方の陰イオンは「外は Cl^-、HCO_3^-、内は HPO_4^{2-}」です。ATP を惜しみなく使って作り出したこの細胞内外の電解質の偏りはまさに生きている証であり、静止膜電位（－80 mV）の源であり、神経細胞の興奮、横紋筋（心筋・骨格筋）の収縮、インスリンの分泌も話はここから始まります。

　ところで、血漿と組織液は血管で隔てられていますが、まずは血漿≒組織液で大丈夫です。ただし浸透圧は僅差ですが必ず血漿＞組織液で、動脈側では血圧により血漿から組織へ水分が移動し、静脈側では浸透圧により入ってきた水分の 80％ が血漿へ戻り、20％ がリンパに回収されます（リンパはいずれ静脈に還る）。それから注意を一つ。細胞内の Ca^{2+}、Mg^{2+}、HPO_4^{2-}、そして pH は教科書によって値が変わります（誤りではなく定義の違いです）。まず Ca^{2+} ですが、この表の細胞内は「細胞質内」を意味しているので、ほぼゼロです。とこ

ろが、細胞の中の細胞小器官である小胞体の中（内の内は外？）にはすごい濃度の Ca^{2+} が貯められています（筋収縮の要です）。なので、細胞全体をみれば細胞内には相当量の Ca^{2+} があると考えることもできます。次に Mg^{2+} については遊離型を示しており、多くは酵素に結合しています。また、HPO_4^{2-} ですが、細胞内に多いのを理解するのはたやすく、DNA、RNA、ATP、クレアチンリン酸・・・たくさん HPO_4^{2-} が必要ですね？細胞内の pH も同様で、例えばリソソームは pH4.5 程度です。そして今日イチ覚えておいてほしいことは、細胞は生きている限り酸を生み出すので必ず酸性に傾き、pH は低下するという真理です。そして生きている細胞はその酸を能動的に中和するか細胞外に排出するのでこの表では細胞質内の pH は 7.4、組織液の pH は細胞質内より低い 7.2 としていますが、その H^+ はすぐに血漿に旅立つでしょう。

　以上、まず理解すべき体液一般論を述べましたが、そもそも細胞には強い個性があり、実際はその細胞の種類に応じて細胞内の電解質組成は多様です。組織液も特殊なものとして、脳脊髄液、リンパ、眼球の眼房水、内耳の外リンパ・内リンパ、心膜腔の心嚢液、胸膜の胸水、関節腔の滑液、卵胞の卵胞液などがあり、さらには細胞内液に分類されてしまいますが準体液として、唾液・胃液・腸液・膵液・胆汁、涙液、汗などと個性豊かな体液があることも忘れないでください。

3. 体液量の調節機構（容量調節系）：それは血圧の調節じゃないか？

　容量調節といわれるところですが、神経性調節・液性調節・行動調節の3種類があります（図4）。体液量が減ると、身体にとって体液の優先順位は細胞内液＞組織液＞血漿らしく、まず相対的に血漿量が減ります。すると血圧が下がります。それを感じ神経性調節を行うのが、動脈側の頸動脈・大静脈弓にある圧受容器（高圧受容器）と静脈側の右心房にある心肺部圧受容器（低圧受

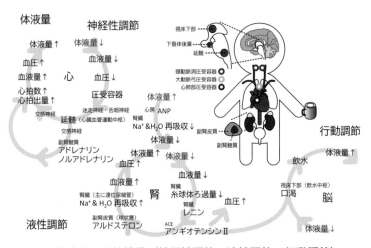

図4 体液量の調節機構（神経性調節・液性調節・行動調節）
神経系と内分泌系と循環器系と泌尿器系による合唱（下痢をおもえば消化器系も参加）。

容器）です。神経性調節の圧受容器は延髄経由で交感神経系を介して心拍数・心拍出量を増やし血圧をあげることで動脈側の血液を増やして体液量を維持するとともに液性調節を促します。

　ホルモンによる液性調節ですが、主役は副腎と腎臓です。交感神経系からの刺激は副腎髄質からのアドレナリン・ノルアドレナリンの分泌を促し、心臓に働きかけ心拍数・心拍出量を増加させます。一方で腎臓では、体液量低下・血圧低下による糸球体濾過量低下（原尿の浸透圧低下）に応じてレニンを分泌します。すると、血圧上昇の雄、レニン - アンジオテンシン - アルドステロン系（RAAS）の発動です。結果はアルドステロンによって遠位尿細管での Na^+ 再吸収上昇、ついでに水の再吸収が促され血漿量が増え、結果として閉鎖血管系で血液量（体積）が増えるので血圧もあがります。

　逆に心房性ナトリウム利尿ペプチド（ANP）は体液量が多いときに尿量を増やして体液量を減らし、血圧を下げます。

最後に行動調節ですが、これは RAAS のアンジオテンシン II（だけではない）が視床下部の飲水中枢に作用して口渇感（のどが渇く）をもたらし、水が飲みたくなります。

4. 体液浸透圧の調節機構（浸透圧調節系）：それも血圧の調節じゃないか？

体液（正確には血漿）の浸透圧は 285 ± 5 mOsm/L であり、これも厳密に調節されています（図5）。血漿浸透圧が上昇すると視床下部の浸透圧受容器が脱水気味だと判断して下垂体後葉からバソプレシン（抗利尿ホルモン（ADH））を分泌します。すると腎臓の集合管における原尿からの H_2O の再吸収が促され（尿量減＝抗利尿）、血漿に H_2O を供給することで浸透圧が下がり、血漿が増え、血圧が上がります。バソプレシンも口渇感を生じさせます。

逆に、血漿浸透圧が下がると副腎皮質球状層からアルドステロンが分泌されて遠位尿細管からの Na^+ の再吸収が促されます。ちなみに、ヒトの体液とほ

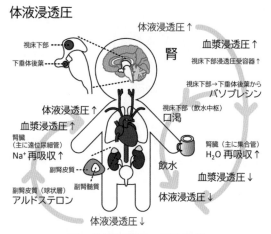

図5 体液浸透圧の調節機構
本当は絡み合う体液浸透圧の調節と体液量の調節。

ぼ等張である 0.9 w/v% の NaCl は日本薬局方・処方箋医薬品によると「生理食塩液」と呼びます。Na$^+$ と Cl$^-$ なので計算してみると 308 mOsm/L です（100%電離はしないのでだいたい 285 mOsm/L らしいです）。海水塩分濃度は約 3.4 w/v % ですので、海水を飲んで生きようとしてはいけません。そして輸液に用いる 5% ブドウ糖液は 278 mOsm/L です。また、肝臓が作るタンパク質（アルブミン）による血漿膠質浸透圧の調節も血漿量・組織液量の繊細なバランス調節に重要です。

5. 体液酸・塩基平衡の調節機構：pH を保つための CO_2

体液（正確には血漿）の pH は pH 7.40 ± 0.05 と感動的なほど厳密に調節されています（図6）。これをはずれて低くなるとアシドーシス、高くなるとアルカローシスです。それでも細胞が頑張ると細胞質内の pH は下がります。

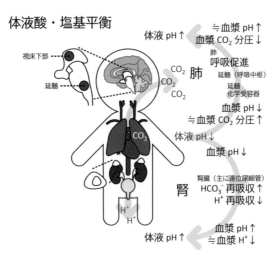

図6　体液酸・塩基平衡の調節機構
だまっているとどんどん下がる体液の pH。呼吸と尿によるコントロール。

さて、pH7.40 と pH7.20 は僅差にみえるかもしれませんが、H^+ の濃度は 1.5 倍違います。pH7.40 と pH7.00 なら 2.5 倍違います。一方で pH 7.35–7.45 は、44.7–35.5×10^{-9} mol/L です。この酸・塩基平衡の調節を担うのは呼吸器系と泌尿器系で、中枢は延髄の化学受容器と呼吸中枢です。CO_2 と緩衝系がキモです。

呼吸の結果生じる CO_2 は水に溶けて H_2CO_3 から HCO_3^- となり、酸・塩基平衡のための立派な緩衝材になります。実のところは、大気中 CO_2 はほぼゼロ（0.04%）なので、O_2 を使ってグルコースを分解することでエネルギー（ATP）をつくるついでに pH 維持に必要な CO_2（HCO_3^-）を得ているのです。

そして生体中で絶えず生まれる余分な H^+ は HCO_3^- にぶつけて H_2CO_3 にして CO_2 として呼気に捨てます。その意味で呼吸の調節は酸・塩基平衡の調節であり、血漿の pH が下がると呼吸が促されます。腎臓も体内で生じた余剰の H^+ を尿へ排出します（尿は弱酸性）が、どちらかというと原尿に一旦 HCO_3^- と H^+ をプールして血漿の pH の維持に役立てているイメージが正解です。これに関しては赤血球もいい仕事をします。

6. おわりに

体液を整えることは、その量・浸透圧・pH を維持することであり、それは血圧・飲水量・尿量・呼吸数の調節を必要とします。その最適化された環境の中でのみ、すべての細胞、その集合体である臓器は健常に生きてゆくことができます。語り切れてないことが多いですが、いろいろな意味ですべてはつながっていて身体は一つ！です（だからつかみどころがない？）。

【13章問題】

問1 体内では、ナトリウムイオンの濃度は細胞内よりも細胞外の方が高く維持されている。

問2 腎臓では、体液量の低下に伴う腎血流量の低下に応答して、アルドステロンが分泌される。

問3 心房性ナトリウム利尿ペプチド（ANP）は、尿量を増やすことによって体液量を減らし、血圧を下げる。

問4 血漿浸透圧が低下すると、視床下部の浸透圧受容器が刺激され、下垂体後葉からバソプレシン（抗利尿ホルモン）が分泌される。

問5 血漿pHが低下すると、延髄の化学受容器が刺激され、呼吸中枢を介して呼吸が促進される。

14 生殖器系

東京医科大学人体構造学 教授 **伊藤 正裕**

Key words 男性生殖器系を構成する器官／精子形成（減数分裂）とホルモン調節／
女性生殖器系を構成する器官／女性の性周期及び妊娠とホルモン調節

1. はじめに

　ヒト細胞は体細胞（染色体 46 本）と生殖細胞（染色体 46 本の幹細胞から減
数分裂により 23 本の精子・卵子になる）の 2 種類にわけられます。精子（23 本）
と卵子（23 本）が融合して、それぞれの遺伝情報の混ざった新しい個体（46 本）
を生み出すのが「生殖」であり、それを司るのが生殖器です。

　女性には性周期（月経→排卵→月経→・・・）がありますが男性にはそのよ
うなリズムはありません。排卵された卵子は卵管で約 24 時間生存でき、卵管
まで到達し生き残った精子は射精後約 72 時間生存できます。その間に、卵管
での受精→子宮内膜への着床と妊娠が成立すれば、生殖細胞は新たな生命とし
て生き延びることになります（不死の生殖細胞）。

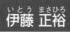
伊藤 正裕 （いとう まさひろ）　　　　　　　　　**Author** 著者

東京医科大学人体構造学分野 主任教授
1987年 香川大学医学部卒、1991年 香川大学医学部大学院修了（病理学
講座）、1991年〜 2001年 香川大学医学部助教〜准教授（解剖学講座）、
1993年〜 1995年 オランダ国ユトレヒト大学医学部客員研究員（細胞生
物学講座）、2001年〜現在 東京医科大学主任教授（人体構造学分野）。
【専門】実験生殖医学、人体解剖学、リハビリテーション医学、東洋医学
【資格】死体解剖資格、リハビリテーション科専門医、漢方専門医

　生殖で最も根幹となる精巣と卵巣は、それぞれ「精子形成と男性ホルモン分泌」、「卵子形成と女性ホルモン分泌の場」であり、下垂体前葉から分泌される卵胞刺激ホルモン（follicle-stimulating hormone＝FSH）と黄体形成ホルモン（luteinizing hormone＝LH）の両者が作用します。

　卵胞刺激ホルモン（FSH）は、女性では卵胞の発育と女性ホルモンである卵胞ホルモン（エストロゲン）分泌を促し、男性では精子形成を促進します。黄体形成ホルモン（LH）は、女性では排卵を誘発して排卵後の黄体形成と女性ホルモンである黄体ホルモン（プロゲステロン）分泌を促し、男性では精巣からの男性ホルモン（主にテストステロン）の分泌を促します。

2. 男性生殖器系を構成する器官

　精子は、精巣内の曲精細管でつくられ、曲精細管→直精細管→精巣網を経て精巣を離れ、精巣輸出管→精巣上体管→精管→精管膨大部→［精嚢液の合流］→射精管→尿道→［前立腺液の合流］→［尿道球腺液の合流］→尿道という管内を通って体外に排出されます（図1、図2）。

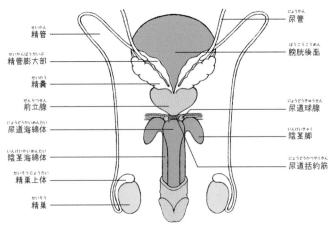

図1　男性生殖器（背面より）

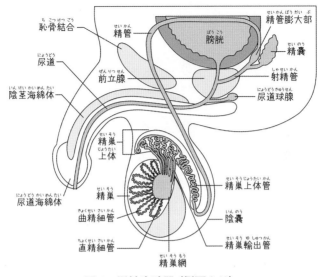

図2 男性生殖器（側面より）

精嚢は、膀胱の背後で精管膨大部に開口する左右1対の袋状の外分泌器官で、フルクトース（果糖）を供給して精子の運動を促します。

前立腺は、膀胱に続く尿道の起始部と射精管を取り囲んで前立腺液を分泌するクリの実のような形状をした外分泌器官で、後ろの直腸に接する器官なので直腸診で触れることができます。前立腺肥大になると尿道狭窄→排尿困難になります。

陰茎勃起は、固い白膜で覆われたスポンジ様の1対の陰茎海綿体と無対の尿道海綿体との合計3本の海綿体組織に血液が充満して起こります。尿道は尿道海綿体の中を通ります。陰茎勃起は副交感神経の作用、精管膨大部＋精嚢＋前立腺を取り巻く平滑筋の収縮による射精は交感神経の作用によって起こります（図3）。

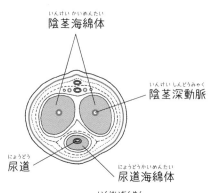

図3　陰茎断面

　精液は、精管膨大部の精子＋前立腺液＋精嚢液＋尿道球腺液で構成され、量的には前立腺液と精嚢液が主です。尿道球腺液のみ射精前より性的興奮で分泌され尿道を潤します。

3. 精子形成とホルモン調節

　精巣組織は、精子をつくる曲精細管が主となり、曲精細管と曲精細管の間に存在するライディッヒ細胞は男性ホルモン（主にテストステロン）を分泌する内分泌機能をもちます（図4）。

　男性ホルモン（主にテストステロン）の作用には、①FSHと協働した精子形成の促進、②外陰部の発達、③骨格筋を発達させ男性らしい体型をつくる、④体毛発育促進、⑤頭髪の減少、⑥声の低音化、⑦性欲の亢進、などがあります。

　曲精細管は、幹細胞から精子へと分化・成熟する生殖細胞とそれら生殖細胞を栄養・支持する体細胞であるセルトリ細胞からなります。

　男性の生殖細胞は、精粗細胞（幹細胞＝精原細胞）→精母細胞→＜減数分裂＞→精子細胞→精子の順に分化する過程で、1つの精母細胞が2回分裂することにより4つの精子ができます。

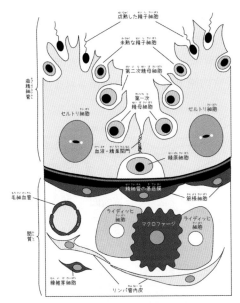

図4 曲精細管と精巣間質の組織

　精子のおおもとの幹細胞（精祖細胞または精原細胞）は、胎生期から思春期までは極少数を保っていますが、思春期から壮年期までは活発に精祖細胞の増殖および精子への分化を続けます。

　精巣では、思春期以降に毎日数千万もの精子形成が行われ、1回の射精で排出される精液量は約5 mLであり、その中に約5,000万/mLの精子が含まれます。したがって、精液中に含まれる精子の数は億単位にのぼりますが、卵管まではたどり着く精子はわずか数十となり、さらに、卵子に結合して受精する1つの精子以外はすべて死滅することになります。

　精巣での精子形成は内臓の内臓温度（約37℃）より3℃ほど低くないと行われません。よって、脂肪組織のない陰嚢では精子形成されますが、胎児期に陰嚢まで下降せずに腹部に残された精巣（停留精巣）は精子をつくらなくなります。また放置しておくと、精巣がんになる危険性もあります。

4．女性生殖器を構成する器官

　卵巣でつくられた卵は卵巣表層の膜を破って腹膜腔に出ます（＝排卵、毎月
1回程度）。その後、卵管采→卵管漏斗→卵管膨大部→卵管狭部→卵管子宮部→
子宮を経て、膣から子宮内膜上皮とともに排出されます。（＝月経）（図5, 図6）。

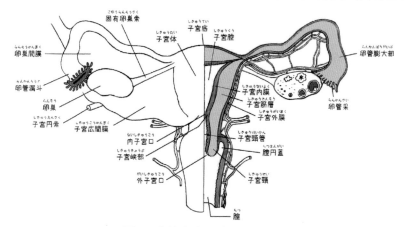

図5　女性生殖器（正面より）

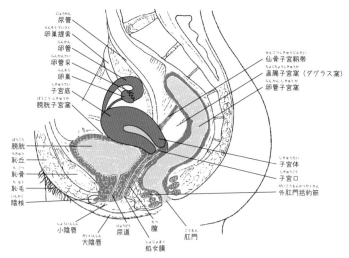

図6　女性生殖器（側面より）

　子宮は、平滑筋の発達した中空器官であり、上側（頭側）から下側（尾側）に向かって、子宮底→子宮体→子宮峡部→子宮頸部→子宮膣部となります。

　子宮壁は、内腔から外側に向かって、①子宮内膜（粘膜）上皮＝機能層（月経の際に剥離する表層部）＋基底層（月経の際に残留する深層部）、②子宮筋層＝妊娠すると平滑筋と線維芽細胞が増殖して肥厚する、③子宮外膜＝子宮を包む腹膜となります。

　子宮を支える組織には、①子宮広間膜、②子宮頸横靭帯（基靭帯）、③固有卵巣索、④子宮円索などがあります。子宮摘出術の際に重要な構造となります。

　女性の卵巣と男性の精巣、女性の陰核（クリトリス）と男性の陰茎（ペニス）は同じ原基から発生します。陰核は陰茎と異なりサイズが小さく尿道が通りません。

　女性の大陰唇と男性の陰嚢は同じ原基から発生します。左右が癒合した形になる陰嚢の中央には陰嚢縫線が残ります。女性の大前庭腺（バルトリン腺）と男性の尿道球腺は同じ原基から発生します。両者は性的興奮により粘液を分泌します。

5.　女性の性周期、妊娠、ホルモン調節

　卵巣は、卵母細胞とそれを包む卵胞細胞を成熟させて排卵を行い、女性ホルモンであるエストロゲン（主に卵胞より分泌されるため'卵胞ホルモン'と呼ばれる）とプロゲステロン（主に黄体より分泌されるため'黄体ホルモン'と呼ばれる）を分泌する内分泌器官です（図7）。

　卵子の成熟は、卵祖細胞（幹細胞）→卵母細胞→＜減数分裂＞→＜排卵＞→卵子という過程をたどります。1つの卵母細胞は精母細胞と同様に2回分裂して4個の細胞にはなりますが、そのうちの1個だけが大型の卵子となり、残り3個は極体という小さな細胞として消滅します。

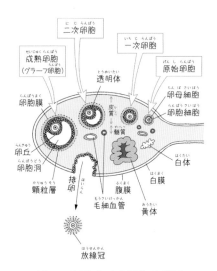

図7　卵巣内での卵胞の発達

　卵巣内の幹細胞（卵祖細胞）は、胎生期に数百万個まで増殖した後に、すべて原始卵胞（卵母細胞とそれを一層で取り巻く卵胞細胞）へと分化しますが、卵巣内でどんどん閉鎖卵胞となって死滅して減り続け、思春期に入り月経が始まるころには数万の原始卵胞が残されるのみとなります。それ以降もさらに卵胞は閉鎖卵胞となり、閉経時には排卵はなくなります。生涯で排卵する卵子の数は 400 個ほどとなります。

　排卵とは、グラーフ卵胞という最も成熟した卵母細胞が、卵巣の表層に出っ張りだし、ついに卵巣表層の膜が破れて、中の卵母細胞が腹膜腔へと放出される現象です。

　排卵後に卵巣内に残された卵胞の中は出血する（＝赤体の形成）→卵胞細胞が増殖しプロゲステロンとエストロゲンを分泌する内分泌細胞が集合体を形成する（＝黄体の形成）→妊娠すると「妊娠黄体」としてさらに大きくなります。妊娠しないと黄体は退縮して「白体」となります。

　卵巣から分泌されるエストロゲン（卵胞ホルモン）とプロゲステロン（黄体ホルモン）の両者は、協働して子宮に月経周期をもたらします。

　エストロゲンの作用には①卵胞の発達促進とその時期の子宮内膜を増殖（増殖期）。②妊娠中の子宮筋層の肥大。③思春期の乳腺発達の促進。④皮下脂肪蓄積による女性らしい体型の形成。⑤性欲の亢進。⑥思春期以後の骨端の閉鎖による身長の伸びの抑制などがあります。

　プロゲステロンの作用には①子宮内膜を分泌期にして受精卵が着床できる状態にする。②乳腺を発達させる。③体温上昇作用（排卵後の基礎体温上昇）があります。

　月経周期：以下の①〜③の繰り返しになります。①月経期＝妊娠しなかったため黄体からのエストロゲン・プロゲステロン分泌が減り、やがて子宮内膜が脱落して血液とともに膣から排出される時期、②増殖期＝新たな卵胞の成熟に伴うエストロゲン分泌増加のため、子宮内膜が急激に増殖する時期、③分泌期＝排卵後の黄体からのプロゲステロン分泌の作用により、子宮内膜がグリコーゲンを含んだ分泌液で湿り、着床できやすい状態になる時期、です（図8）。

　妊娠が成立すると、妊娠黄体と胎盤よりプロゲステロンの分泌が続き、子宮内膜は分泌期のままになります。妊娠が成立しないと、黄体が退縮して白体となり、月経期へと移行します。
　妊娠して胎盤が形成されると、胎盤よりヒト絨毛性腺刺激ホルモン（human chorionic gonadotropin=hCG）が母体血中に分泌されます。それが黄体をさらに大きくて活発な妊娠黄体へと変えます。血中 hCG の一部が尿として排出されるため簡易的な妊娠検査に用いられています。

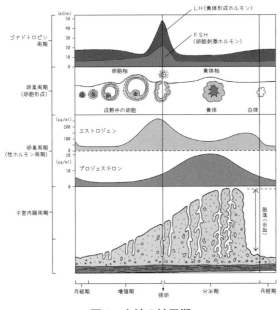

図8　女性の性周期

乳腺は汗腺と同様に皮膚腺の一種です。男性でも、エストロゲンを投与された場合、または、肝硬変で内因性のエストロゲンが代謝されない場合に、乳腺が発達します（女性化乳房）。妊娠中は下垂体からのプロラクチン、卵巣や胎盤からのエストロゲンやプロゲステロンが乳腺をより発達させます。

分娩後、乳児が乳頭にしゃぶりつき吸引すると、それが刺激となって下垂体後葉よりオキシトシンが分泌され、乳管の平滑筋を収縮させて乳汁が放出されます。

6. さいごに

　人体の各器官に発症する疾患には、炎症、感染、変性、腫瘍などがありますが、生殖器にはそれらに加えて「不妊症」があります。また、妊娠に至っても、「自然流産」、「早産」、さまざまな「先天異常」、「死産」なども起こり得ます。生殖器は、心臓、肝臓、腎臓のように個の生命維持に必須ではありませんが、「種を繋ぐ」ためには欠かせないものであり、生命の定義そのものの器官といえます。

【14章問題】

問1 X染色体を含む精子が受精して誕生する個体は、男子である。

問2 テストステロンは、精巣の精細管から分泌される。

問3 黄体形成ホルモンの血中濃度は、月経周期において、排卵時期にほぼ同調して一過性に上昇する。

問4 卵巣の成熟卵胞は排卵後、黄体に変化する。

問5 排卵後、一般に基礎体温は低下する

15 ヒトの発生

順天堂大学医学部 解剖学・生体構造科学講座　石 龍徳

Key words　受精～出産 / 胚子（3つの胚葉）形成 / 器官形成期 / 胎盤の構造と通過する分子

1. はじめに

　体の構造・機能や疾患を理解するために、発生学は欠かせない知識です。また、現在再生医療の研究が盛んですが、その基盤となるものは正常発生の原理です。このノートでは発生学で使われる受精後の胎齢を用いていますが、産科で用いられる月経後の胎齢は、実用を考えて最終月経を基準（ゼロ）としています。最終月経の2週間後に受精するので、受精後胎齢に2週間を加えたものが臨床で使われる月経後胎齢になります。

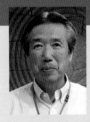

せき たつのり
石 龍徳　　　　　　　　　　　　　　　　　　　**Author 著者**

順天堂大学医学部 解剖学・生体構造科学講座
1987-2008年 順天堂大学医学部解剖学第二講座 助手、講師、准教授、1995-1997年 Case Western Reserve University, Research associate, 2008年 東北大学大学院医学系研究科形態形成解析分野 准教授、2010年 東京医科大学組織・神経解剖学分野 主任教授。2021年 東京医科大学名誉教授、2021年 順天堂大学医学部非常勤講師。【専門】神経解剖学、神経発生学。【関心事】記憶・学習で重要な働きをする脳の海馬という部分の発生・発達を調べている。とくに、成体の海馬で新しく生まれる神経細胞（成体の脳の大部分では神経細胞は新しく生まれない）に焦点を当てて研究。【著作】「内科書 Vol.6、血液・造血器疾患、神経疾患」中山書店（2019, 分担執筆）、「小児脳神経外科学」改訂2版、金芳堂（2015, 分担執筆）
研究室URL　https://sekitatsulab.jimdofree.com

2. 受精から出産までを概観する

　精子と排卵された卵子は卵管膨大部で受精し、発生6日ごろまでには子宮内膜に到着します（図1）。妊娠が成立すると黄体が維持され、プロゲステロンの分泌が高いレベルに保たれます。受精卵は分裂・増殖し細胞塊になりますが、やがて空所（胚盤胞腔）が形成され、胚盤胞と呼ばれるようになります（図1）。

　胚盤胞の外側の膜は栄養膜と呼ばれ、将来胎盤の一部になります。内側の細胞塊は胚結節（内細胞塊）と呼ばれ、そこからヒトが発生します（再生医療で注目されている ES 細胞はこの内細胞塊から作られます）。

　受精から出産（発生38週）までの時期はつぎの3つに分かれます：1) 前胚子期（第2週まで）、2) 器官形成期（胚子期とも呼ばれる。第3〜8週まで：3胚葉形成と器官形成）、3) 胎児期（第9週から出生まで：体の成長と器官の成熟）（図2）。感染、遺伝、環境などによる先天異常誘発リスクは器官形成期（胚子期）にもっとも高くなります。

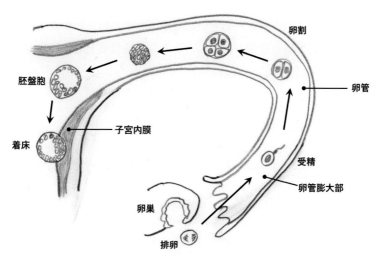

図1　排卵から着床まで[1]

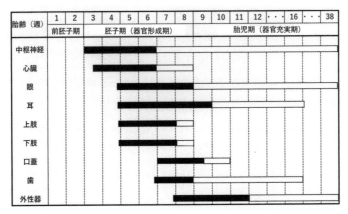

胎齢（週）	1	2	3	4	5	6	7	8	9	10	11	12	・・	16	・・	38
	前胚子期		胚子期（器官形成期）						胎児期（器官充実期）							
中枢神経																
心臓																
眼																
耳																
上肢																
下肢																
口蓋																
歯																
外性器																

図2　胎齢と催奇形因子に対する感受性 [2)]

黒で塗った時期に催奇形因子に暴露されると重大な奇形が生じ、白抜きの時期だと軽度の奇形を生じるおそれがあります。

3. 二層のシートの間に中胚葉が入るサンドイッチ構造：胚葉形成から器官形成へ

　胚盤胞の内細胞塊からは、ゴムまりのようなシートが2つ、隣り合った位置で形成されます。このシートがお互いに接するところは、胚盤葉上層と胚盤葉下層になります（二層性胚盤）（図3）。その後、胚盤葉上層と胚盤葉下層の間

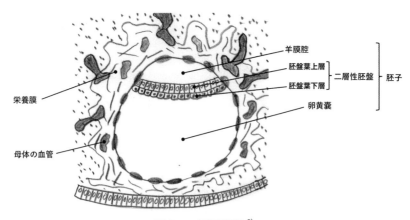

図3　二層性胚盤 [3)]

に、胚盤葉上層の溝（原始線条）から細胞が遊走し、最終的に外胚葉、中胚葉、内胚葉（三層性胚盤）が形成されます（図4）。

　器官形成期（発生第3〜8週）に発生が進むにつれて、外胚葉のシートのうち表層外胚葉からは表皮や感覚器、神経外胚葉からは脳や脊髄が形成されます。内胚葉のシートからは消化器や呼吸器が形成されます。中胚葉の細胞は、遊離した状態から再集合して、神経管の両側に、内側から、沿軸中胚葉（骨、骨格筋、真皮、結合組織に分化）、中間中胚葉（泌尿生殖器に分化）、側板中胚葉（心臓、脈管、血球などに分化）を形成し、そこからさまざまな器官（それぞれ括弧内の構造）が分化します（図4, 表1）。

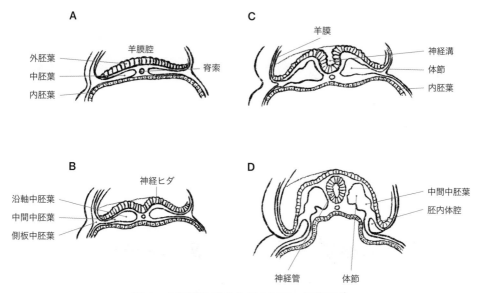

図4　中胚葉の発生を示す胚子の横断面 [4]
A. 発生17日，B. 発生19日，C. 発生20日，D. 発生22日

表1　3胚葉からつくられる構造物

内胚葉	中胚葉	外胚葉
胃腸管の上皮（口腔と肛門管以外とその分泌腺上皮）	すべての骨格筋、心筋、ほとんどの平滑筋	すべての神経組織
膀胱、耳管（オイスタキオ管）、扁桃、喉頭、気管、気管支、肺の上皮	軟骨、骨、その他の結合組織	皮膚の表皮
甲状腺、副甲状腺（上皮小体）、膵臓、胸腺	血液細胞、赤色骨髄、リンパ組織、	脂腺、汗腺、毛包、立毛筋、爪、乳腺
前立腺、尿道球腺（カウパー腺）、腟、前庭、尿道、大前庭腺（バルトリン腺）	血管とリンパ管の内皮	水晶体、角膜、内眼筋
	皮膚の真皮	内耳、外耳
	眼球線維膜と眼球血管膜	感覚器の神経上皮
	中耳	口腔、鼻腔、副鼻腔、唾液腺、肛門管の上皮
	腹腔の中皮	松果体、下垂体、副腎髄質
	腎臓、尿管	
	副腎皮質	
	性腺と生殖路	

4. 胎盤：母子の血は繋がらない

　胚盤胞の栄養膜は増殖しながら胎盤の絨毛を形成します。絨毛の中には胎児の血管が入っています。絨毛の壁の外側には、母体側の血液があります（図5）。したがって、母体の血液と胎児の血液が混ざり合うことはありません。母体と胎児の血液との間で行われる栄養・老廃物やガスの交換は、絨毛の壁（栄養膜合胞体層、栄養膜細胞層）や胎児の血管内皮細胞などの関門（胎盤関門）を通り抜けることによって行われます。この関門では、分子量が小さい分子、脂溶性（たとえばアルコール）、塩基性、タンパク質結合率が低い分子（薬物）などは通ることができます（胎盤透過性）。また、ウイルス（風疹、サイトメ

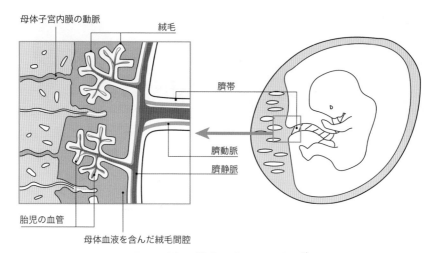

図5　胎盤の構造と成長中の胎児 [5]

ガロウイルス、水痘、麻疹など）も通ることができます。このような化学物質・感染症・環境（放射線など）の中には先天異常を引き起こすものがあり、催奇形性因子と呼ばれています。したがって、妊娠中（とくに器官形成期）の薬物療法には注意が必要です。

　この他、胎盤はホルモン分泌器官としても働き、プロゲステロン、プロスタグランジン、ヒト絨毛性性線刺激ホルモン（hCG：黄体形成ホルモンに類似）などを分泌しています。家庭用妊娠検査薬は、女性の尿中のhCGを検出しています。

5. ヒトの胚子は魚の鰓に相当する構造をもっている：咽頭弓（鰓弓）

　器官形成期の発生第4〜5週に胚の頸部の両側に咽頭弓という分節状の高まりが4対形成されます（図6）。咽頭弓は鰓弓とも呼ばれ、魚類では鰓を形成

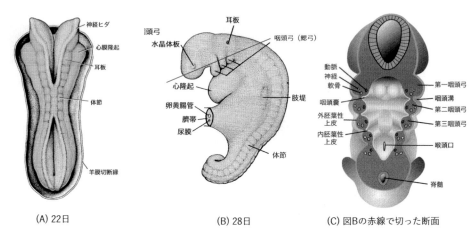

図6　神経管閉鎖と鰓弓（咽頭弓）・体節の形成 [6]

します。咽頭弓の間の溝は咽頭溝と呼ばれます。また、表面から見える咽頭弓に対応して、体の中の前腸の咽頭部分にはへこみがあり、その部分を咽頭嚢と呼びます。咽頭弓の軟骨（上顎骨、下顎骨、耳小骨、舌骨）、筋（咀嚼筋、表情筋）や咽頭嚢の上皮（口蓋扁桃、上皮小体、胸腺、甲状腺傍濾細胞）からは、さまざまな構造（それぞれ括弧の中の構造）が複雑に分化・発達するので、咽頭弓や咽頭嚢は発生過程を考える上で非常に重要な構造です（表1）。

6．神経管が閉じて脳ができる

　神経系は器官形成期に神経板から形成されます。神経板に溝（神経溝）が生じた後、溝の両側が高まり（神経ヒダ）、その上部が発生第4週に閉じる（神経管閉鎖）ことによって、神経管が形成されます（図4, 6）。この過程に異常があると、神経管障害（二分脊椎、無脳症など）が起こります。このような異常は妊婦が葉酸を服用することによって防ぐことができます。神経管の前端は膨らみ、発生第4週ごろに脳胞（前脳、中脳、菱脳）を形成します。この脳胞はさらにくびれながら、折れ曲がり（脳屈）し、最終的には、終脳、間脳、中脳、

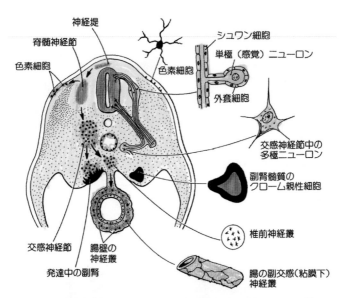

図7 神経堤細胞から分化するいろいろな器官の細胞 [7]

小脳、延髄になります。間脳の底部からは口腔側に突起が伸び、口腔から間脳側に伸びた突起（ラトケ嚢）と合わさって下垂体が形成されます。

神経管が形成される過程で、細胞集団が一部遊離し、神経堤が形成されます（図7）。神経堤はさまざまな場所に移動し、脊髄神経節、自律神経節、副腎髄質などを形成します。

7. 泌尿生殖器の発生

泌尿器や生殖器は中間中胚葉から発達した尿生殖堤から発生します。尿生殖堤の外側からは泌尿器が、内側（生殖堤）からは生殖器が発達します。この過程で頭側にまず前腎が作られますが、これはすぐ退化し、その後方に中腎が作られます。しかし、その中腎もその後退化し、最終的にさらに後方に後腎が形成され、これが生後の腎臓になります（図8）。

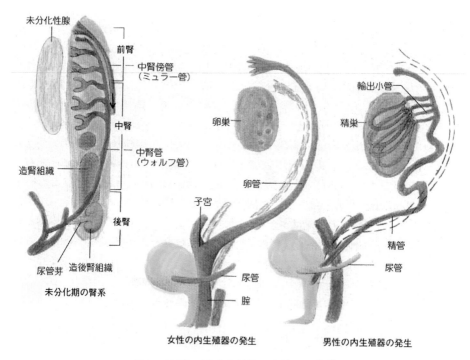

図8　腎臓の発生と精管，卵管の分化 [8]

　精巣や卵巣のうち、精子や卵子の入れ物に当たる部分は生殖堤から発生しますが、不思議なことにその中に存在する最も重要な生殖細胞（精子、卵子）は、生殖堤からは発生しません。生殖細胞の元になる原始生殖細胞は、第3週までに卵黄嚢壁に出現し、そこからアメーバ運動をしながら、後腸壁と背側腸管膜を経て第6週に生殖堤内に侵入します。原始生殖細胞は、女性では、生殖堤表層の皮質に入り卵祖細胞になり、生殖堤は卵巣に発達します。男性では、生殖堤内部の髄質に入り精祖細胞になり、精巣に発達します。泌尿器の発生過程で形成された中腎傍管（ミュラー管）は卵管に、中腎管（ウォルフ管）はテストステロンの作用で精管になります（図8）。

8. 出産

　妊娠末期になると、血中のエストロゲンとプロゲステロンの濃度が上昇し、子宮筋のオキシトシン感受性が高まり、分娩の準備ができます。分娩時には、子宮筋の規則的な収縮（陣痛）、子宮頸部の伸展が起こり、胎児は産道に向かって押し出されます。

【参考文献】

1) 千田隆夫・山口 瞬・小川名美："56 のクエスチョンでひも解くヒトのからだ", p.133, アドスリー（2022).
2) 同, p.139.
3) 同, p.133.
4) Sadler TW："ラングマン人体発生学 11 版", 安田峯生, 山田重人訳, p.85, メディカル・サイエンス・インターナショナル（2016). を描き改める.
5) Patton KT, Thibodeau GA："カラーで学ぶ解剖生理学 第 2 版", p.542, コメディカルサポート研究会訳, メディカル・サイエンス・インターナショナル（2017). を描き改める.
6) Sadler TW："ラングマン人体発生学 第 11 版", 安田峯生, 山田重人訳, (A) p.80, (B) p.81, (C) p.291, メディカル・サイエンス・インターナショナル（2016）を描き改める（一部改変).
7) Carlson BM："パッテン発生学 第 5 版", 白井敏雄監訳, p.182, 西村書店（1990）を描き改める.
8) Drews U："発生学アトラス", 塩田浩平訳, p.327, 文光堂（1997).

【15章問題】

問1 胚結節（内細胞塊）からiPS細胞が作製される。

問2 感染、遺伝、環境などによる先天異常誘発リスクは器官形成期（胚子期）にもっとも高い。

問3 末梢神経は中胚葉から分化する。

解 答

1章
1. 正　2. 誤　表皮は、主に重層扁平上皮からなる。　3. 誤　肉腫は支持組織の細胞が異常に増殖したものをいう。　4. 正　5. 正　6. 正　7. 誤　両方の筋ともに再生する。　8. 誤　心筋は横紋構造をもつが不随意筋である。　9. 正　10. 誤　人体において細胞内液は約2/3、細胞外液は1/3である。

2章
1. 誤　神経系の解剖学的分類において、脳と脊髄は中枢神経系、脳神経と脊髄神経、自律神経（交感神経と副交感神経）は末梢神経系に分類される。　2. 正　3. 誤　運動機能、精神機能、運動性言語機能を司るのは、大脳皮質の前頭葉である。後頭葉は視覚機能などに関与する。　4. 正（注　線条体は機能的集合、レンズ核は解剖学的集合である）　5. 正　6. 誤　呼息中枢と吸息中枢は、延髄に存在する。一方、橋には呼吸調節中枢が存在し、呼息中枢に抑制性のインパルスを伝達する。　7. 誤　延髄には、呼吸中枢や心臓中枢が存在するが、呼吸調節中枢（呼気と吸気の交代、リズムの調節に関わる）は、橋に存在する。　8. 誤　間脳に関する記述である。小脳の位置は中脳と橋、延髄の背側にあり、上部は大脳半球に覆われ、下部は延髄に入り込んでいる。　9. 正　10. 誤　体性神経系は、運動神経と知覚神経で構成される。交感神経と副交感神経は、自律神経系に分類される。　11. 誤　副交感神経を含む脳神経は、動眼神経（Ⅲ）、顔面神経（Ⅶ）、舌咽神経（Ⅸ）、迷走神経（Ⅹ）の4種類である。　12. 正　13. 正　14. 誤　副交感神経の興奮により、心機能の低下（心拍数の減少や心収縮力の低下）がみられる。また、交感神経の興奮により、心機能は亢進する。　15. 誤　神経細胞の活動電位は、Na^+の細胞内流入により発生する。　16. 誤　神経軸索の途中である一点を電気刺激した場合、興奮は刺激点より両方向へ伝わる。これを両方向性伝導という。　17. 正　18. 正（注　Ca^{2+}の上昇は分泌小胞のシナプス膜への融合と開口分泌（エキソサイトーシス）を引き起こし神経伝達物質がシナプス間隙に放出される。）

3章
1. 正　2. 誤　このホルモンはペプチド性ホルモンである。　3. 誤　甲状腺から放出される。　4. 誤　下垂体前葉より分泌される。　5. 正　6. 正　7. 正　8. 正　9. 誤　インスリン分泌が促進される。　10. 正

4章
1. 誤　表皮は、真皮側から基底層、有棘層、顆粒層、淡明層、角質層に区分される。　2. 誤　皮膚において、血管は真皮、皮下組織に存在しているが、表皮には血管は分布していない。　3. 正　4. 誤　メラニン細胞（メラノサイト）は表皮の基底層に存在する。産生・分泌されたメラニン色素は紫外線を吸収することで皮膚を保護している。　5. 正　ランゲルハンス細胞は、主に表皮の有棘層に存在する一種のマクロファージ（大食細胞）で、皮膚に侵入した微生物の免疫応答に関与する樹状細胞の一種である。　6. 誤　マイスネル小体は表皮と真皮の境界部位に存在する触覚を感受するものである。表皮に存在し、機械的刺激（圧迫や振動）に対する受容器として働くものの代表はメルケル細胞である。7. 正　エクリン汗腺（小汗腺）は、全身に分布する汗腺であり、水分を豊富に含む汗を分泌し、体温調節に関与する。またアポクリン汗腺（大汗腺）は腋窩、外耳道、乳房、外陰部、肛門周囲などに分布する汗腺であり、脂質やタンパク質を多く含む汗を分泌する。

5章
1. 正　2. 正　3. 正　4. 誤　網膜での視覚情報は光受容細胞から双極細胞を介して神経節細胞へと伝達される。　5. 誤　鼓膜は、外耳と中耳の間に存在する。　6. 誤　中耳に耳小骨が存在し、鼓膜の振動を増幅する。　7. 誤　半規管内は、リンパ液で満たされている。　8. 誤　聴覚情報を中枢へ送る神経は、蝸牛神経である。　9. 正　10. 誤　嗅覚受容器は、鼻腔内の鼻粘膜に存在する嗅上皮にある。

6章
問1　1. 誤　鎖骨　2. 誤　上腕骨　3. 正　橈骨　4. 誤　大腿骨　5. 誤　脛骨
問2　1. 誤　球関節には、肩関節があり多軸性の関節である。　2. 誤　臼（状）関節には、股関節があり肩関節と同様に多軸性の関節である。　3. 誤　楕円関節には、橈骨手根関節（手首の関節）があり、2軸性の関節である。　4. 正　蝶番関節には、腕尺関節（肘の関節）があり、1軸性の関節である。　5. 誤　鞍関節には、母指の手根中手関節（親指の付け根）があり、2軸性の関節である。

問3　1.誤　腰椎は脊柱を構成する骨で5個のブロック状の骨からなる。　2.正　腸骨は寛骨の一部で骨盤を構成する。骨盤の基準になる上前腸骨棘がある。　3.正　坐骨は寛骨の一部で骨盤を構成する。坐骨結節があり、座る時に椅子に接する部位である。　4.正　恥骨は寛骨の一部で骨盤を構成する。恥骨結合は左右の骨盤を前方で合わせる。　5.正　仙骨は脊柱の下部にある三角形の骨で骨盤の後部を構成する。

問4　1.正　パラソルモン（上皮小体ホルモン）は、骨にある破骨細胞を刺激し、骨吸収（血液中内にカルシウムを放出）を促進する。　2.誤　カルシトニンは甲状腺から分泌され、骨吸収抑制（血液中内のカルシウムを骨に取り込む）する。　3.誤　プロラクチン（乳腺刺激ホルモン）は下垂体前葉から分泌され、乳腺を刺激し乳汁分泌を促進する。　4.誤　エストロゲンは卵胞から分泌され、子宮粘膜の増殖を行う。　5.誤　アンドロゲンは精巣のライディッヒ細胞から分泌され、男性生殖器の発達や二次性徴を促す。

問5　1.正　骨の長さの成長は骨の先端（骨端）の軟骨（骨端軟骨）の部分が伸びながら骨に置き換わることで長さを増していく。　2.誤　骨の太さは、一番外側の骨膜が外側に作ることで太さを増す。　3.正　骨組織には骨芽細胞、骨細胞、破骨細胞があり、骨芽細胞はカルシウムを取り込むことで骨細胞になり、破骨細胞は骨を破壊する。　4.正　骨のリモデリングは骨への刺激があることで骨の再生と成長につながる。　5.正　骨のリモデリングでは骨芽細胞が血液中内からカルシウムを取り込むことにより骨形成を行なう。

問6　1.正　膝蓋骨は人体の中で最も大きい種子骨である。　2.正　胸骨や腸骨などは扁平骨である。　3.正　手根骨はサイコロ状の短骨で、8個の骨が組み合わさった部位である。また、足根骨は7個の短骨により構成される。　4.誤　椎骨は不規則骨である。含気骨には前頭骨、蝶形骨、篩骨、上顎骨がありそれぞれの腔洞は鼻腔につながる副鼻腔である。　5.正　手や足の指骨は短いように感じるが、骨端と骨幹があるので長骨である。

問7　1.正　骨膜は2層構成で、血管や神経が分布している。　2.正　緻密質はオステオンと骨層板より構成され、曲げに対する強さを生み出す。　3.正　フォルクマン管やハバース管には血管が通る。　4.誤　関節軟骨、肋軟骨、気管軟骨は硝子軟骨で、線維軟骨は椎間円板や恥骨結合などである。　5.正　軟骨が骨化したものを置換骨といい、結合織が骨化したものを付加骨または膜整骨という。

問8　1.誤　頚椎は7個、胸椎は12個、腰椎は5個、仙椎は5個（仙骨は1個）、尾椎は1個よりなる。　2.正　手根骨は8個、足根骨は7個で構成される。　3.正　頭部にある大泉門は前頭骨と頭頂骨の交点にあり、小泉門は後頭骨と頭頂骨の交点にある。　4.正　副鼻腔（前頭洞、篩骨洞、蝶形骨洞、上顎洞）はすべて鼻腔につながる。　5.正　ショパール関節は、踵骨・距骨と舟状骨・立方骨の足根骨の間にある。また、足の関節にはこのほかにリスフラン関節もある。

7章

1.正　2.誤　骨格筋は運動神経、心筋と平滑筋は自律神経により支配される。3.正　4.正　5.誤　平滑筋において、細胞外及び筋小胞体から細胞質に供給されたCa^{2+}は、カルモジュリンと結合する。これによりミオシン軽鎖キナーゼを活性化し、筋収縮を起こす。　6.正　7.正　8.誤　これらの筋は呼吸の時に働く筋である。9.正　10.正

8章

1.誤　血球は、酸素を組織に運搬する赤血球、生体防御に関与する白血球、血液凝固に関与する血小板から成る。　2.誤　フィブリンは、プラスミンにより溶解される。血中には、プラスミンの前駆体であるプラスミノーゲンが存在し、フィブリン形成に伴い、プラスミノーゲンのプラスミンへの活性化反応が促進される。　3.正　4.正　5.正　6.誤　心臓の刺激伝導系は特殊心筋と呼ばれる心筋細胞であり、ニューロン（神経細胞）ではない。　7.誤　心臓の刺激伝導系において、洞房結節は、ペースメーカーとして機能し、Ca^{2+}の細胞内流入により活動電位を発生させる。　8.正　9.誤　毛細血管は、1層の内皮細胞と基底膜で構成される。内膜、中膜、外膜の3層から成る血管は、動脈と静脈である。

9章

1.正　2.正　3.誤　小腸上皮細胞層に存在するM細胞は、消化管内の抗原を捕捉し、腸管壁内に取り込む。腸管免疫組織の免疫細胞に抗原を受け渡す役割を担う。　4.誤　左上半身及び左右下半身からのリンパ液は胸管に集まるが、右上半身からのリンパ液は右リンパ本幹に集まる。

10章

1. 正 2. 誤 胃の構造のうち、十二指腸との境界部を幽門と呼び、食道との境界部を噴門と呼ぶ。 3. 誤 胃の主細胞はペプシノーゲンを分泌する。 4. 誤 胃の壁細胞は、塩酸を分泌する。 5. 誤 小腸は、十二指腸、空腸、回腸で構成される。結腸は大腸の一部である。 6. 正 7. 正 8. 誤 三大栄養素の消化と吸収の大部分は、小腸で行われる。大腸は、一部の水分の吸収を行い、糞便を形成する役割などを担う。 9. 誤 消化管から吸収した多くの栄養素を含む血液は、門脈を経て肝臓に流入する。 10. 正 11. 誤 膵臓の外分泌部には、膵液を分泌する細胞が存在する。血糖調節に関与するグルカゴンとインスリンを分泌する細胞は、膵臓の内分泌部であるランゲルハンス島に存在する。 12. 誤 肝細胞で生成された胆汁は、胆嚢で貯蔵・濃縮され、総胆管を経て十二指腸に分泌される。 13. 正 14. 誤 胆汁には、ヘモグロビンの分解産物であるビリルビン（胆汁色素）やコレステロールの代謝産物であるコール酸（胆汁酸）などが含まれる。 15. 正 16. 正

11章

1. 正 2. 誤 鼻腔、喉頭、気管および気管支の内面の粘膜上皮は、線毛上皮（多列線毛上皮）である。 3. 誤 気道の粘膜上皮細胞の表面には線毛があり、その運動によって異物が排除される。 4. 誤 心臓から肺に血液を送っている血管を肺動脈といい、O_2 が少なく CO_2 の多い静脈血が流れている。肺から心臓に血液を戻している肺静脈には O_2 が多く CO_2 の少ない動脈血が流れている。 5. 誤 右肺は3葉（上葉、中葉、下葉）、左肺は2葉（上葉、下葉）からなる。 6. 正 7. 誤 細気管支には軟骨片がなく、平滑筋があり、筋が過剰に収縮すると内腔がつぶれて呼吸困難をきたす（気管支喘息）。 8. 誤 I型肺胞上皮細胞は、薄い扁平な細胞でガス交換の場となる。II型肺胞上皮細胞は、ずんぐりとした形で表面活性物質を分泌する。 9. 誤 意識しないで続く「生きるための呼吸」は、延髄にある呼吸中枢が出す自発呼吸リズムによるものである。発声などの意識的に行う「行動としての呼吸」は、上位中枢（大脳皮質など）の支配を受ける。 10. 正

12章

1. 正 2. 正 3. 誤 腎機能が正常であればアルブミンなどのタンパク質は漏出しない。糸球体腎炎などの病気の時には尿にタンパク質が漏出する。 4. 誤 ほとんどのものは近位尿細管で再吸収される。 5. 正 6. 誤 ここでは水の透過性が非常に低いために水の再吸収は起きない。 7. 誤 ここでは K^+ の排泄と Na^+ の再吸収が行われる。 8. 誤 水の再吸収が促進される。 9. 正 10. 誤 膀胱括約筋の弛緩によって排尿される。

13章

1. 正 細胞内外のイオン濃度のバランスの維持こそ生きている証である。 2. 誤 腎臓では、体液量の低下に伴う腎血流量の低下に応答して、レニンが分泌される。 3. 正 ANPは心房筋が放つ「もう疲れた」というメッセージなので、血圧は下がる。 4. 誤 血漿浸透圧が上昇すると、視床下部の浸透圧受容器が刺激され、下垂体後葉からバソプレシン（抗利尿ホルモン）が分泌される。 5. 正 呼吸の頻度・量による CO_2 の排出量調節こそ体液pH調節の要である。

14章

1. 誤 卵子はX染色体のみを有しているため、X染色体を含む精子が受精してできる受精卵はXXであり、誕生する個体は女子である。 2. 誤 テストステロンは、精巣の間質細胞（ライディッヒ細胞）から分泌される。血中に分泌されたテストステロンは、精細管において精子形成を促進する。 3. 正 4. 正 5. 誤 排卵後、黄体から分泌されるプロゲステロンの作用により、一般に基礎体温は上昇する。

15章

1. 誤 胚盤胞の胚結節（内細胞塊）から作製されるのはES細胞である。iPS細胞は皮膚などの成体の体細胞から作製される。 2. 正 感染、遺伝、環境などによる先天異常誘発リスクは、器官形成期（胚子期、第3〜8週）にもっとも高くなる。 3. 誤 すべての神経組織（脳、脊髄、末梢神経）、皮膚などは外胚葉から分化する。中胚葉からは、心臓、脈管、血球、骨、軟骨、真皮、結合組織、筋、泌尿器、生殖器などが分化する。

索引

薬科解剖生理学ノート

2024 年 4 月 10 日　発　行

編著者　　塩 田 清 二

発 行 所　　株式会社アドスリー
　　　　　〒162-0814　東京都新宿区新小川町 5-20
　　　　　TEL（03）3528-9841／FAX（03）3528-9842
　　　　　principle@adthree.com
　　　　　https://www.adthree.com

発 売 所　　丸善出版株式会社
　　　　　〒101-0051　東京都千代田区神田神保町 2-17
　　　　　TEL（03）3512-3256／FAX（03）3512-3270
　　　　　https://www.maruzen-publishing.co.jp

©Seiji Shioda, 2024

DTP ㈲スバルプロ／印刷・製本 株式会社シナノ

ISBN 978-4-910513-20-1 C3047 Printed in Japan